医療禁忌ポケットマニュアル

●総編集 富野康日己

STOP

医歯薬出版株式会社

This book was originally published in Japanese under the title of:

IRYOU KINKI POKETTO MANYUARU

Pocketable Manual of Contraindication

Editor:

TOMINO Yasuhiko
  Professor, Department of Internal Medicine
  Juntendo University School of Medicine

© 2011　1st ed.

ISHIYAKU PUBLISHERS, INC.
  7-10, Honkomagome 1 chome, Bunkyo-ku,
  Tokyo 113-8612, Japan

序

　私たち医師とコメディカルスタッフとのチーム医療は,社会に対し多大な貢献を果たしています.私たち医師は,いつも「仁の心をもって,患者さんの視線にあわせた医療の実践」を行っているにもかかわらず,医師・患者関係が十分に成熟していないことも一因となり,医療訴訟裁判は増加しています.また,医療ミスでは,診療体制そのものの不備や医療スタッフのささやかなミスの積み重ねが,大きな事故につながっています.診療体制の不備は,医療スタッフ間の連携を十分にとれるようにするなどの工夫により修正が可能です.

　しかし,依然としてさまざまな薬害問題や起きてはいけない医療ミスが起こり,社会的に大きな問題となっています.医療スタッフのごく些細なミス(ヒヤリハット)は,大きな医療ミスに繋がる危険性を秘めており,リスクマネージメントの取り組みが強化されなければなりません.つまり,これまで以上に,患者さんや家族からの信頼に応えうる医療体制の再整備が急がれているのです.

　今回,これまで刊行し医療スタッフ・学生にご愛読いただいた『医療禁忌マニュアル 第3版』と『医療禁忌 診療科別マニュアル』をもとに,5年ぶりにその内容を見直し,新たに『医療禁忌ポケットマニュアル』を上梓いたしました.

本書の特徴は，検査・治療・配合禁忌の3部門に分け，診療科ごとに禁忌項目を提示したことです．医療スタッフ，特に医師においては，医療上決して行ってはならない絶対的禁忌と，やむなく行ってしまった医行為がどうにか致死的にならずにすむ相対的禁忌があります．医師国家試験においても，禁忌肢を間違った場合には，総合点がいくら良い点であっても不合格になるとの方針が出されています．本書では絶対的禁忌と相対的禁忌について，色地をつけ，分けて示しましたので，禁忌事項の理解に役立つと思います．さらに，より携帯しやすいように，判型を変更しポケッタブル化を図りました．

　本書も『医療禁忌マニュアル 第3版』，『医療禁忌 診療科別マニュアル』と同様に医療スタッフの方々に，ご一読いただきたいと願っています．特に，医学生や臨床研修医，看護学生にご一読いただければ望外の喜びです．しかし，不十分な点も多々あろうかと思われますので，読者の皆さんの忌憚のないご意見をお待ちしています．

　本書の刊行にあたり，ご尽力いただいいた医歯薬出版の遠山邦男氏，ならびに関係各位に厚くお礼申し上げます．

2011年　神田川のほとりにて

富野　康日己

編集者・執筆者・執筆協力者一覧

○総編集者

富野康日己（順天堂大学医学部教授　内科学）

○領域編者・執筆者

〔循環器内科〕
住吉正孝（順天堂大学医学部附属練馬病院教授　内科学）

〔呼吸器内科〕
檀原　高（順天堂大学医学部教授　総合診療科）

〔消化器内科〕
星野惠津夫（癌研有明病院　消化器内科部長）
今泉　弘（北里大学医学部講師　内科学第1）

〔肝・胆・膵・腹膜疾患内科〕
髭　修平（北海道大学病院講師　第三内科）

〔腎臓内科〕
清水芳男（順天堂大学医学部准教授　腎・高血圧内科）

〔神経内科〕
野村恭一（埼玉医科大学教授　神経内科・脳卒中内科）

〔血液内科〕
伊藤良和（東京医科大学准教授　内科学第1）

〔内分泌内科〕
相馬正義（日本大学医学部教授　総合内科学分野）

〔代謝内科〕
細谷龍男（ほそやたつお）（東京慈恵会医科大学教授　腎臓・高血圧内科）
大野岩男（おおのいわお）（東京慈恵会医科大学教授　腎臓・高血圧内科）
谷亀光則（やがめみつのり）（東海大学医学部専任准教授　内科学系腎・代謝内科）
船曳和彦（ふなびきかずひこ）（順天堂大学医学部附属順天堂東京江東高齢者医療センター先任准教授　腎臓内科学）

〔膠原病・アレルギー・免疫疾患〕
向井正也（むかいまさや）（市立札幌病院　リウマチ科部長）

〔感染症および寄生虫疾患〕
掛屋　弘（かけやひろし）（長崎大学大学院医歯薬学総合研究科・医学部講師　呼吸器病態制御学）
河野　茂（こうのしげる）（長崎大学大学院医歯薬学総合研究科・医学部教授　長崎大学病院　病院長）

〔老年病科〕
中野博司（なかのひろし）（日本医科大学准教授　老年医学）

〔一般外科〕
木所昭夫（きどころあきお）（順天堂大学医学部附属浦安病院教授　がん治療センター　センター長）

〔脳神経外科〕
松前光紀（まつまえみつのり）（東海大学医学部教授　外科学系脳神経外科学）

〔呼吸器外科〕
秋葉直志（あきばただし）（東京慈恵会医科大学附属柏病院准教授　外科学）

〔消化器外科〕
平田公一（ひらたこういち）（札幌医科大学医学部教授　外科学第1）
小山　勇（こやまいさむ）（埼玉医科大学教授　消化器・一般外科）

〔心臓・血管外科〕
助廣俊吾　（山元記念病院　循環器科）

〔小児外科〕
岩井直躬　（京都府立医科大学医学部教授　小児外科）

〔整形外科〕
四宮謙一　（横浜市立みなと赤十字病院　院長）

〔形成外科〕
横尾和久　（愛知医科大学教授　形成外科学）

〔産科・婦人科〕
三橋直樹　（順天堂大学医学部附属静岡病院教授　産婦人科学）

〔小児科〕
金子一成　（関西医科大学教授　小児科学）

〔眼　科〕
吉村長久　（京都大学大学院医学研究科教授　感覚運動系外科学（眼科学））

〔皮膚科〕
小澤　明　（東海大学医学部教授　専門診療学系皮膚科学）

〔泌尿器科〕
川地義雄　（順天堂大学医学部附属浦安病院教授　泌尿器科学）

〔精神・神経・心療科〕
新井平伊　（順天堂大学医学部教授　精神医学）

〔耳鼻咽喉科〕
甲能直幸　（杏林大学医学部教授　耳鼻咽喉科学）

〔放射線科〕
趙　成済　（順天堂大学医学部附属静岡病院准教授　放射線医学）

〔麻酔科・ペインクリニック〕
水嶋章郎　（順天堂大学医学部附属浦安病院先任准教授　麻酔科学・ペインクリニック）

〔歯科・口腔外科〕
山根源之　（東京歯科大学教授　市川総合病院オーラルメディシン・口腔外科学）

〔救命・救急科〕
三宅康史　（昭和大学医学部准教授　救急医学）

〔リハビリテーション科〕
正門由久　（東海大学医学部教授　専門診療学系リハビリテーション科学）

○執筆協力者

〔循環器内科〕
土橋和文　（札幌医科大学准教授　内科学第2）
高田正信　（富山通信病院　病院長）
島本和明　（札幌医科大学　学長）
新村　進　（栃木県石橋総合病院　内科）
渡辺　毅　（福島県立医科大学医学部教授　内科学第3）

〔呼吸器内科〕
鈴木拓児　（Cincinnati Children's Hospital Medical Center　客員研究員）
貫和敏博　（東北大学大学院医学系研究科教授　呼吸器病態学分野）
林　芳弘　（山近記念総合病院　内科）

〔肝・胆・膵・腹膜疾患内科〕

浅香正博（北海道大学大学院医学研究科教授　消化器内科学）
飯島敏彦（多摩海上ビル診療所　院長）
渡辺勲史（東海大学医学部教授　内科学系消化器内科学）

〔腎臓内科〕

鈴木重伸（練馬高野台クリニック　腎臓内科）
内田啓子（東京女子医科大学准教授　第4内科学）
湯村和子（自治医科大学地域医療センター教授　腎臓内科）
保元裕一郎（国分中央病院　内科）

〔神経内科〕

近藤智善（和歌山県立医科大学教授　神経内科）
吉井文均（東海大学医学部教授　内科学系神経内科学）

〔血液内科〕

平野隆雄（順天堂大学医学部附属練馬病院臨床教授　血液学）
大屋敷一馬（東京医科大学教授　内科学1）

〔内分泌内科〕

高須信行（琉球大学名誉教授）
阿部好文（田名病院　院長）

〔膠原病・アレルギー・免疫疾患〕

小池隆夫（北海道大学大学院医学研究科教授　免疫・代謝内科学）
中林公正（杏林大学名誉教授）
保科裕一（東海大学医学部講師　内科学系）

〔感染症および寄生虫疾患〕
平潟洋一（東北大学大学院医学研究科教授　感染制御・検査診断学）
鳥居本美（愛媛大学医学部教授　寄生病原体学分野）
岡山昭彦（宮崎大学医学部教授　膠原病・感染症内科）

〔老年病科〕
檜垣實男（愛媛大学医学部教授　病態情報内科学）

〔一般外科〕
杉山和義（順天堂大学医学部附属浦安病院准教授　乳腺・内分泌外科学）
竹之下誠一（福島県立医科大学医学部教授　器官制御外科学）

〔脳神経外科〕
新井　一（順天堂大学医学部教授　脳神経外科学）
鈴木　豪（すずき脳神経外科クリニック　院長）

〔呼吸器外科〕
岩﨑正之（東海大学大学院医学系研究科准教授　外科学系）
南谷佳弘（秋田大学大学院医学系研究科准教授　呼吸器・乳腺内分泌外科学）
小川純一（秋田大学大学院医学系研究科教授　呼吸器・乳腺内分泌外科学）

〔消化器外科〕
市倉　隆（宮内庁　侍医長）
望月英隆（防衛医科大学校　副校長）

〔心臓・血管外科〕
島崎靖久（紀南総合病院　副病院長）

北川哲也　（徳島大学医学部教授　器官病態修復医学）

〔小児外科〕
伊川廣道　（金沢医科大学教授　小児外科学）
藤本隆夫　（母子愛育会総合母子保健センター愛育病院　小児外科診療部長）

〔整形外科〕
持田譲治　（東海大学医学部教授　外科学系整形外科学）
柳原　泰　（山王病院　整形外科部長）

〔形成外科〕
川上重彦　（金沢医科大学教授　形成外科学）

〔産科・婦人科〕
村上　優　（東海大学医学部准教授　専門診療学系産婦人科学）
千石一雄　（旭川医科大学教授　産婦人科学）

〔眼　科〕
中安清夫　（中安眼科クリニック　院長）
河野眞一郎　（帝京大学医学部附属溝口病院教授　眼科学）

〔皮膚科〕
豊田典明　（南6条皮フ科クリニック　院長）
飯塚　一　（旭川医科大学教授　皮膚科学）
髙森建二　（順天堂大学医学部附属浦安病院特任教授　皮膚科学）

〔泌尿器科〕
勝岡洋治　（大阪医科大学教授　泌尿器科学）
山田泰之　（愛知厚生連海南病院　泌尿器科部長）
伊藤恭典　（名古屋市立大学医学部講師　腎・泌尿器科学分野）
郡　健二郎　（名古屋市立大学医学部教授　腎・泌尿器科学分野）

〔精神・神経・心療科〕
山本賢司（やまもとけんじ）　（北里大学医学部診療准教授　精神科学）

〔耳鼻咽喉科〕
飯田政弘（いいだまさひろ）　（東海大学医学部教授　専門診療学系耳鼻咽喉科学）
渡辺行雄（わたなべゆきお）　（富山大学大学院医学薬学研究部教授　耳鼻咽喉科頭頸部外科学）

〔放射線科〕
直居　豊（なおいゆたか）　（自衛隊中央病院　放射線科部長）

〔麻酔科・ペインクリニック〕
鈴木利保（すずきとしやす）　（東海大学医学部教授　外科学系・診療部麻酔科）
西山純一（にしやまじゅんいち）　（東海大学医学部講師　外科学系・診療部麻酔科）
本山慶昌（もとやまよしあき）　（財団法人東京都保健医療公社東部地域病院　麻酔科部長）
加藤正人（かとうまさと）　（東北大学大学院医学系研究科教授　外科病態学）
杉内　登（すぎうちのぼる）　（医療法人社団愛生会昭和病院　副院長）

〔救命・救急科〕
有賀　徹（あるがとおる）　（昭和大学医学部教授　救急医学）
遠藤重厚（えんどうしげあつ）　（岩手医科大学教授　救急医学）
池田幸穂（いけだゆきお）　（東京医科大学八王子医療センター教授　脳神経外科学）

目次

序 …………………………………………………… iii
編集者・執筆者一覧 ………………………………… v

検　査　編 …………………… 1

循環器内科 ……………………………………………… 2
呼吸器内科 ……………………………………………… 4
消化器内科 ……………………………………………… 9
肝・胆・膵・腹膜疾患内科 ………………………… 14
腎臓内科 ……………………………………………… 19
神経内科 ……………………………………………… 22
血液内科 ……………………………………………… 26
内分泌内科 …………………………………………… 29
代謝内科 ……………………………………………… 36
膠原病・アレルギー・免疫疾患 …………………… 38
感染症および寄生虫疾患 …………………………… 48
老年病科 ……………………………………………… 52
一般外科 ……………………………………………… 54
脳神経外科 …………………………………………… 56
呼吸器外科 …………………………………………… 60
消化器外科 …………………………………………… 64
心臓・血管外科 ……………………………………… 69
小児外科 ……………………………………………… 72
整形外科 ……………………………………………… 75
形成外科 ……………………………………………… 78
産科・婦人科 ………………………………………… 79
小児科 ………………………………………………… 81
眼　科 ………………………………………………… 82
皮膚科 ………………………………………………… 84
泌尿器科 ……………………………………………… 88
耳鼻咽喉科 …………………………………………… 91
放射線科 ……………………………………………… 94
麻酔科・ペインクリニック ………………………… 107
歯科・口腔外科 ……………………………………… 108
救命・救急科 ………………………………………… 109
リハビリテーション科 ……………………………… 112

治　療　編 …………………113

- 循環器内科 ……………………………………114
- 呼吸器内科 ……………………………………125
- 消化器内科 ……………………………………136
- 肝・胆・膵・腹膜疾患内科 …………………147
- 腎臓内科 ………………………………………156
- 神経内科 ………………………………………169
- 血液内科 ………………………………………184
- 内分泌内科 ……………………………………199
- 代謝内科 ………………………………………210
- 膠原病・アレルギー・免疫疾患 ……………222
- 感染症および寄生虫疾患 ……………………248
- 老年病科 ………………………………………260
- 一般外科 ………………………………………271
- 脳神経外科 ……………………………………282
- 呼吸器外科 ……………………………………298
- 消化器外科 ……………………………………316
- 心臓・血管外科 ………………………………330
- 小児外科 ………………………………………340
- 整形外科 ………………………………………353
- 形成外科 ………………………………………363
- 産科・婦人科 …………………………………373
- 小児科 …………………………………………382
- 眼　科 …………………………………………387
- 皮膚科 …………………………………………392
- 泌尿器科 ………………………………………409
- 精神・神経・心療科 …………………………420
- 耳鼻咽喉科 ……………………………………427
- 放射線科 ………………………………………436
- 麻酔科・ペインクリニック …………………439
- 歯科・口腔外科 ………………………………459
- 救命・救急科 …………………………………475
- リハビリテーション科 ………………………491

配合禁忌 編	501
循環器内科	502
呼吸器内科	508
消化器内科	509
肝・胆・膵・腹膜疾患内科	514
腎臓内科	515
神経内科	517
血液内科	520
内分泌内科	523
代謝内科	524
膠原病・アレルギー・免疫疾患	527
感染症および寄生虫疾患	531
老年病科	536
一般外科	540
脳神経外科	544
呼吸器外科	545
消化器外科	549
小児外科	552
整形外科	553
産科・婦人科	557
小児科	558
皮膚科	559
泌尿器科	562
精神・神経・心療科	563
耳鼻咽喉科	565
麻酔科・ペインクリニック	566
歯科・口腔外科	568
救命・救急科	573
索 引	577

本書では，各科の表記は下記に示す略称を用いています．

循環器内科 → 循内
呼吸器内科 → 呼内
消化器内科 → 消内
肝・胆・膵・腹膜疾患内科 → 肝胆
腎臓内科 → 腎内
神経内科 → 神内
血液内科 → 血内
内分泌内科 → 内分
代謝内科 → 代内
膠原病・アレルギー・免疫疾患 → 膠ア
感染症および寄生虫疾患 → 感染
老年病科 → 老年
一般外科 → 一外
脳神経外科 → 脳外
呼吸器外科 → 呼外
消化器外科 → 消外
心臓・血管外科 → 心外
小児外科 → 小外
整形外科 → 整外
形成外科 → 形外
産科・婦人科 → 産婦
小児科 → 小児
眼科 → 眼科
皮膚科 → 皮膚
泌尿器科 → 泌尿
精神・神経・心療科 → 精神
耳鼻咽喉科 → 耳鼻
放射線科 → 放射
麻酔科・ペインクリニック → 麻酔
歯科・口腔外科 → 口外
救命・救急科 → 救急
リハビリテーション科 → リハ

検査編

本書では，絶対的禁忌（その医療行為によって患者さんが死，もしくは不可逆的な障害をまねくもの），ならびに相対的禁忌（それほどの危険性はないものの，医療上，通常，行ってはならないもの）と2つに分けて医療禁忌を定義した．ただし，各分野においては適応や条件によって一律に規定できるものではなく，緊急時にやむをえず選択されるなどの例外があることを前提としている．

絶対的禁忌項目：背景が色地のもの
相対的禁忌項目：背景が無地のもの

循環器内科

❶ 不安定狭心症や切迫心筋梗塞患者に，運動負荷試験を行ってはならない．

負荷により虚血発作が誘発され，心筋梗塞を発症することがある．

❷ ペースメーカ植え込み患者に，MRIを施行してはならない．

強い磁気などにより，ペースメーカはマグネットモードになる．また，ペースメーカ本体の機能不全が生じる可能性も指摘されており，現時点では禁忌である．

→検査/神内/3/23頁，検査/脳外/1/56頁，検査/心外/1/69頁，検査/放射/1/94頁

❸ Stanford分類A型の急性大動脈解離の患者に冠動脈造影検査を行ってはならない．

Stanford分類A型の急性大動脈解離では上行大動脈に解離が存在するため，カテーテルにより解離を進行させ，冠動脈閉塞，大動脈弁閉鎖不全，心タンポナーデなどの重篤な合併症を引き起こす危険がある．そのためA型大動脈解離の急性期には冠動脈造影は行わない．

→検査/心外/5/70頁

❹ 動脈瘤や拍動性の腫瘤に対しての試験穿刺を行ってはならない．

出血や破裂の危険がある．カテーテル検査後の慢性期の合併症に，穿刺部位の動脈瘤がある．

→検査/心外/4/70頁

❺ 急性期の感染性心内膜炎患者に心臓カテーテル検査を行ってはならない．

心臓カテーテル検査により感染を増悪させ，また疣贅を遊離させ塞栓症を生ずる危険もある．そのため，通常，感染性心内膜炎の急性期に心臓カテーテル検査は行わないが，手術前にどうしても必要な場合にはその危険性を認識したうえで，患者および家族から十分なインフォームドコンセントを得て施行する．その際も必要最低限の検査にとどめ，すみやかにカテーテルを抜去する．

→検査/心外/3/69頁

呼吸器内科

❶ 経気管支肺生検（TBLB）あるいは胸腔鏡による肺生検（VATS）は，低肺機能症例，片肺の症例，肺機能維持に生検側の肺が大きく寄与している症例には行ってはならない．

　TBLBは数％に気胸合併の危険性があるために低肺機能症例や片肺の症例には禁忌である．また，VATSも検査側の肺を縮小させないと手技的に実施不能なため，TBLBと同様に片肺症例には実施しない．

❷ 鉗子あるいは穿刺生検であっても，出血傾向のある患者に実施してはならない．

　抗凝固療法，血栓溶解療法を実施している症例は凝固系検査ならびに血小板数を検査する必要がある．血管腫，肺動静脈瘻など，血管そのものか血管成分に富む病変に対しては，生検は原則として禁忌である．

❸ 胸腔穿刺は，肋骨下縁から行ってはならない．

　肋間動脈，肋間静脈，肋間神経が肋骨下縁に走行している．したがって，胸腔穿刺は原則として肋骨上縁で行う．また，下部肋間から胸腔穿刺を行う場合には，肝臓，脾臓，横隔膜，消化管，腎臓などを損傷する危険性がある．このような状況では，穿刺

体位で超音波断層法を行い, 穿刺部位の確認をすることが望ましい.

→検査/呼外/6/61頁

❹ 吸気性呼吸困難, 喘鳴を認め, 図1のフローボリュームカーブを示すものは, 喘息とみなしてはならない.

吸気・呼気相ともピークフローを形成せず, プラトーな所見は, 上気道の固定性の狭窄を示す所見である. 狭窄が高度になると窒息の危険性があり, 気管支喘息など末梢気道狭窄との鑑別が重要である.

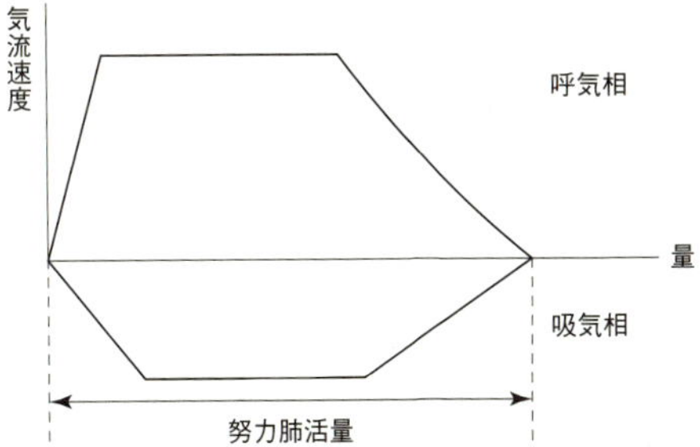

図1 中枢気道の固定性狭窄

呼気および吸気相とも気流のピークを形成せず, プラトーとなっている. しかし, 呼気相の下に凸のいわゆるスクーピングがみられず, 末梢気道閉塞は明らかではない.

❺ 動脈血二酸化炭素(炭酸ガス)分圧($PaCO_2$)の蓄積があっても，ただちに人工呼吸器の装着を行ってはならない．

呼吸器系の酸—塩基平衡は，HCO_3^-と$PaCO_2$のバランスで規定される．代謝性代償が作動して，HCO_3^-の尿からの排泄が減少すれば，pHは代償されてくる．このような状態では，CO_2蓄積があっても酸素投与により低酸素血症が是正され，CO_2蓄積傾向が増悪しなければ，ただちに人工呼吸管理を行う必要はない．

❻ 動脈血ガス分析用のサンプルは，室温で長時間放置してはならない．

血液ガス分析の血液は，通常はヘパリン添加して凝固を避けるとともに，赤血球の解糖系が作動しやすくなるために，氷の中に入れて検査室に運び，ただちに測定する．

❼ 緑内障，前立腺肥大による排尿障害，麻痺性イレウスのある患者に対する気管支鏡検査の施行に際して，アトロピンによる前処置を不用意に行ってはならない．

気管支鏡検査の前処置は，気道の過剰分泌や迷走神経反射の抑制と，患者の不安や緊張を軽減することが目的となる．通常は，前者に対しては硫酸アトロピンが，後者に対してはミダゾラム(ドルミカ

ム®），塩酸ペチジン（オピスタン®），ヒドロキシジン（アタラックス-P®）が使用される．特に，アトロピンは多くの施設で使用されており，本剤投与で上記疾患が増悪しうることを念頭におく．

→検査/消内/4/10 頁, 検査/一外/4/55 頁, 検査/消外/9/66 頁, 検査/放射/5・6/95 頁

❽ 気管支鏡検査の際に，不用意に大量のリドカイン（キシロカイン®）を投与してはならない．

一般的に，気管支鏡検査の際の局所麻酔薬としては本剤が使用される．しかし，投与量が大量になると傾眠や痙攣などの中毒症状を呈する．通常は，5 mg/kg を目安に使用する．また，局所麻酔薬のアレルギーの有無を必ず確認しておく．

❾ パルスオキシメーターで，動脈血酸素飽和度（SpO_2）の値が 85％のとき，PaO_2 が正常と判断してはならない．

パルスオキシメーターは PaO_2 ではなく，酸素飽和度（SaO_2）と近似する．SaO_2 90，75，50％は，それぞれ PaO_2 60，40，27 Torr にほぼ対応する．

❿ 気管支喘息の発作時のみに，ピークフローの計測を行ってはならない．

対象患者のピークフローの予測値，あるいは最高値の 80％以上となるように管理することが望まし

い．朝と夜のピークフロー値の差が20％を超える場合（morning dip）には，発作出現に注意する．

⓫ 胸部単純X線写真に異物が確認されなくとも，気道異物を否定してはならない．

すべての異物がX線写真に写るとはかぎらない．特に，乳幼児の気道異物の多くはX線透過性であるので，注意を要する．その際のX線写真としては，異物の不完全な気道嵌頓ではチェックバルブ状態となり，嵌頓の末梢肺野が過膨張する．この場合，呼気時にX線撮影すると肺過膨張所見が強調される．完全な嵌頓では無気肺となる．嵌頓末梢の閉塞性肺炎，その反復や気管支拡張性変化が招来しうる．

消化器内科

❶ 消化管穿孔の疑いのある患者に，硫酸バリウムを用いた消化管透視検査を行ってはならない．

腹腔内に非吸収性の硫酸バリウムが漏れた場合，癒着などの後遺症を生じるおそれがあるため，禁忌である．CTや内視鏡検査を優先し，どうしても造影検査が必要な場合はヨード造影剤（ガストログラフィンなど）を用いる．なお，内視鏡検査後に腹腔内free airが増加し，診断が容易になる場合がある．

→検査/一外/2/54頁，検査/消外/3/64頁，検査/小児/1/81頁，検査/放射/4/95頁

❷ 中毒性巨大結腸症が疑われる患者に，下部消化管内視鏡検査を行ってはならない．

潰瘍性大腸炎の重症例では，抗コリン薬や注腸造影，内視鏡検査が中毒性巨大結腸症の誘因となる．中毒性巨大結腸症はその約30％に穿孔を合併する重大な合併症であり，大腸内視鏡検査は禁忌である．中毒性巨大結腸症と診断された場合，結腸切除術の必要性を検討する．

❸ 上部内視鏡検査時に，胃の噴門部近くの隆起性病変を発見した場合，生検を行ってはならない．

胃の噴門部近くの隆起病変は胃食道静脈瘤である

場合がある．静脈瘤であれば，生検後に大量出血をきたす危険があるため，不注意に生検による鑑別診断を試みてはならない．鉗子で圧迫してクッションサインの有無をチェックし，静脈瘤でないことを確認した後に生検を行う．

→検査/消外/5/65 頁

❹ 消化管造影検査や内視鏡検査の前投薬として，抗コリン薬を投与してはならない．

緑内障，前立腺肥大，心房細動などの頻脈性不整脈，重篤な心疾患，麻痺性イレウスなどの患者では重篤な副作用をきたすおそれがある．抗コリン薬を投与する前に病歴を十分聴取する必要がある．このような場合に消化管運動抑制の目的で使用可能な薬剤として，消化管の蠕動運動を抑制するL-メントール製剤（ミンクリア内用散布液0.8%）とグルカゴンがある．グルカゴンは血糖を上昇させるため糖尿病患者には用いにくく，褐色細胞腫患者では血圧を上昇させるため禁忌である．

→検査/呼内/7/6 頁，検査/一外/4/55 頁，検査/消外/9/66 頁，検査/放射/5/95 頁・6/96 頁

❺ 検査に非協力的な患者に対して，消化管内視鏡検査を行ってはならない．

インフォームドコンセントの原則に反する．上部，下部を問わず，患者が検査の目的を理解せず，内視鏡検査に非協力的な場合には，検査を強行するのは

危険である．検査前に患者に検査の目的を十分説明し，理解を得ることが重要である．

❻ 球麻痺，嚥下障害，意識障害のある患者に，経口造影剤による消化管検査を行ってはならない．

硫酸バリウムやガストログラフィンの誤嚥による誤嚥性肺炎は重篤な合併症となる．消化管造影検査は禁忌であり，熟練した内視鏡医が内視鏡検査を施行すべきである．

❼ 立位腹部単純X線写真で，腹腔内遊離ガス像を認めなくても，消化管穿孔を除外してはならない．

消化管穿孔による腹腔内遊離ガス像は，立位腹部単純X線，または左側臥位正面像で行うが，必ずしも全例に認められるわけではない．むしろ，立位（または座位）胸部X線単純写真のほうが横隔膜下にガス像を明瞭に証明できることが多く，腹部CTも有用である．腹部X線単純写真で腹腔内遊離ガス像を認めなくても，病歴や理学的所見から消化管穿孔が疑わしい場合には，腹部CTも併せて行う．

❽ 消化管出血による出血性ショックの患者に，ショックの是正や全身管理を行わずに緊急内視鏡検査を行ってはならない．

ショックからの回復を図ることを優先する．まず

輸液，輸血，薬剤投与などで循環動態を改善させてから，緊急内視鏡検査を行う．しかし，近年内視鏡的止血術が確立してきたため，熟練した内視鏡医が行う場合には，ショック状態であっても内視鏡検査を優先すべきことがある．

❾ 意識障害のある患者には，緊急内視鏡検査を行ってはならない．

食事制限のされていない患者では，内視鏡検査で誘発される嘔吐反射により，誤嚥などの合併症を起こす危険性があるので，原則として禁忌である．しかし，やむをえず緊急内視鏡検査が必要な場合は，熟練した内視鏡医が施行すべきである．

❿ 炎症性腸疾患患者に対し，炎症の強い時期に緊急大腸内視鏡を行ってはならない．

クローン病や潰瘍性大腸炎で炎症が強い時期の患者では，大腸内視鏡検査やそのための前処置により病状を悪化させることがあるため，ステロイドなどにより炎症をコントロールした後に内視鏡検査を行うべきである．

⓫ 呼吸器・循環器疾患の急性増悪期の患者に，内視鏡検査を行ってはならない．

呼吸器・循環器疾患の急性期には呼吸や循環が不安定のため，原則として緊急内視鏡検査を行わないことが望ましい．腹部症状などがあるため，やむを

えず内視鏡検査を施行する場合には，バイタルサインをモニターしながら，熟練した内視鏡専門医が行うべきである．

⓬ 腹痛を訴える患者の触診を，疼痛部位から開始してはならない．

腹部の触診上重要なことは，圧迫による疼痛のために腹壁を緊張させないことである．疼痛を訴える部位から離れたところから触診を開始しなければならない．なお，超音波検査におけるプローブ操作も同様である．

⓭ 急に発症した糖尿病の患者では，鑑別診断として悪性腫瘍を忘れてはならない．

二次性糖尿病の原因として悪性腫瘍は重要である．耐糖能異常の鑑別診断として，肝硬変，ステロイド投与，下垂体内分泌疾患，肝硬変，ウイルス感染症などがある．悪性腫瘍としては，膵癌，肝癌，胃癌，大腸癌，肺癌等の腺癌が多いが，他の癌でも誘発される．

肝・胆・膵・腹膜疾患内科

❶ 肝生検の止血に，トロンビン製剤の局所投与を行ってはならない．

血液中に逆流し，ショックを起こす可能性がある．

❷ 急性膵炎で発症後しばらくの間，内視鏡的逆行性膵胆管造影検査（ERCP）を行ってはならない．

ERCPによる膵液の逆流，逸脱のため，膵炎の重症化をきたす．ただし，膵癌の存在を否定するため炎症が落ち着いた時点で行うことがある．

→検査/消外/8/66頁，検査/小外/2/72頁

❸ 閉塞性黄疸患者に，肝生検を行ってはならない．

閉塞性黄疸では胆管内圧は上昇しており，肝生検により胆汁が腹腔内にもれ，胆汁性腹膜炎を引き起こす．閉塞性黄疸が解除されない状態で肝生検をする臨床的意義はない．

❹ 薬剤性肝障害で，起因薬剤を同定するため再投薬試験（challenge test）を行ってはならない．

薬剤の感作を受けている患者に，起因薬剤を再投与することは肝炎の重症化，劇症化をきたす可能性があり，診断目的で行うことは倫理的に許されない．

→検査/膠ア/4/39 頁

❺ ヨード系造影剤アレルギー，高度の腎不全患者に，点滴静注胆道造影法(DIC)，造影 CT，血管造影を行ってはならない．

ヨード過敏によるアレルギー反応でショックをきたす．大量の造影剤投与で腎機能を悪化させる可能性がある．

→検査/心外/2/69 頁，検査/泌尿/3/88 頁

❻ 高度の黄疸・腹水・出血傾向のある患者に，腹腔鏡や肝生検，経皮経肝エタノール局注療法(PEIT)，ラジオ波熱凝固療法(RFA)，経皮経肝胆管造影(PTC)などを行ってはならない．

止血困難となり，腹腔内出血を起こす可能性がある．一般的には，総ビリルビン値が 10 mg/dl 以上，プロトロンビン時間が 50% 以下，あるいは血小板 3 万/μl 以下の症例には肝生検は行わない．

❼ 肝エキノコックス症が疑われる肝病変を，生検してはならない．

腹腔内への播種の危険性がある．

→検査/感染/2/48 頁

❽ 肝癌のエコー下狙撃生検の際に，太い生検針を用いてはならない．

穿刺ルート上や腹壁に播種の危険性がある．通常は 21 G の太さの生検針で診断可能である．しかし，画像で診断可能な血流豊富な肝癌には生検は不要である．細径針での組織診断は可能であるが，穿刺針径や手技に注意する．

❾ 急性閉塞性化膿性胆管炎時には，内視鏡的逆行性膵胆管造影検査(ERCP)を行ってはならない．

急性閉塞性化膿性胆管炎時には，まず胆管内圧を下げるため経皮経肝胆管ドレナージ(PTCD)，内視鏡的経鼻胆道ドレナージ(ENBD)などの胆管ドレナージを行う．ERCP により胆管内圧が上がり，敗血症性ショック，肝膿瘍を引き起こす可能性がある．

❿ 肺切除や高度な胸膜癒着などによる低肺機能者に，盲目的な肝生検を行ってはならない．

肝生検による人為的気胸を生じた場合，急激な換気不全が惹起され，危険な状態を生ずる可能性がある．現在の医療の中で盲目的肝生検自体，禁忌である．

⓫ 上腹部開腹手術や腹膜炎(特に結核性)などの既往歴のある患者で,腹腔内に高度の癒着があると考えられる患者に,腹腔鏡検査を行ってはならない.

腹腔内の癒着により,肝表面の観察が十分できず,肝生検も不可能な場合が多い.また,気腹による腹圧上昇で癒着面が損傷することにより,腸管の損傷や出血の誘因となる.

⓬ ヨードアレルギーの既往のある患者に,インドシアニングリーン(ICG)試験を行ってはならない.

ICG 中に微量のヨードが含まれているため,上記の患者に検査目的で ICG 試験を行うと,アレルギー症状が出現する可能性があり,危険である.

⓭ ブロムスルファレイン(BSP)試験を行う際,冷所より取り出した直後に静注を行ってはならない.

BSP 試薬は,冷所では薬剤の一部が結晶化しているため,ショックを起こすことがある.室温状態として結晶成分の融解を確認のうえ静注する.

⓮ 重篤な腎障害患者にガドリニウム造影剤を使用した MRI 検査をしてはならない.

重篤な腎障害患者への使用で,腎性全身性線維症

(nephrogenic systemic fibrosis：NSF)を起こす可能性がある．長期透析が行われている終末期腎障害，非透析例で

GFR が 30(mL/min/1.73 m^2)未満の慢性腎不全，急性腎不全，などの患者には使用してはならない．

腎臓内科

❶ 出血傾向のある患者に，腎生検(針生検)を行ってはならない．

腎出血を直接止血することができないため，多量の出血をまねく危険性がある．検査の前に，出血・凝固系の検査を必ず施行するべきである．

腎生検の必要性が高い場合で，かつ小手術は可能と判断できれば，開放腎生検の適応を慎重に検討すべきである．

→検査/膠ア/5/39頁

❷ 腎梗塞が疑われる患者に対して，腎生検を行ってはならない．

腎梗塞の場合，腎生検から得られる情報は十分でない場合があり，さらに出血の危険性が大きいため禁忌となる．

❸ 片腎症の患者に腎生検(針生検)を行ってはならない．

腎生検により，多量の出血や血腫などの合併症を起こした場合，腎生検後急激な腎機能低下をまねく危険性がある．腎生検の必要性が高い場合には，止血をより十分に確認できる開放腎生検の適応を慎重に検討すべきである．

高度な全身衰弱，腎梗塞，腎動脈瘤，化膿性腎疾患，出血傾向のある患者，呼吸停止が不可能な患者

なども腎生検は禁忌である．

❹ 協力的ではない患者に対して，腎生検を行ってはならない．

手技中に体動があったり，呼吸の制止が保たれない場合，大量の出血をきたす危険性があり，局所麻酔下での腎生検は行えない．また，身体上の問題で同じ体位が保てない場合も，同様である．

全身麻酔下に開放腎生検を行う場合がある．しかし，術後安静が保てるか否かを十分考慮して，腎生検の適応を検討すべきである．

❺ 腎機能障害のある患者に，むやみに造影剤を用いる検査を行ってはならない．

腎臓からの排泄が遅延しているため，副作用を起こしやすい．また残存腎機能をさらに低下させたり，急性腎不全を起こすことがある．

→検査/放射/15/100頁

❻ 保存期慢性腎不全の患者に，食止め検査を連続して行ってはならない．

保存期腎不全の患者は，些細な脱水で腎血流が低下し，非代償期の腎不全に進行してしまうことがある．特に大腸ファイバーや，注腸検査の際は注意が必要である．検査前後に輸液を十分に行う．

❼ 腎機能障害のある患者に，Fishberg 濃縮試験を行ってはならない．

　Fishberg 濃縮試験は，実施時に 12 時間の水制限が必要で，腎機能低下例や高齢者では容易に脱水状態となり，さらに腎機能を悪化させる可能性がある．

　高張食塩液試験やバソプレッシン試験により，抗利尿ホルモン（ADH）分泌能や ADH に対する腎の反応性を検出できる．しかし，腎機能低下例で尿濃縮能検査を必要とすることは通常ない．

❽ 明らかに萎縮が認められる腎に対して，腎生検を行ってはならない．

　萎縮腎は長期間の疾患の持続の結果，腎機能が荒廃している可能性が高い．治療に有用な情報が腎生検から得られないばかりか，出血の危険性が高い．

❾ 尿などの細菌培養検体は採取した後，長時間放置してはならない．

　尿などの採取に際しては，多くの場合，常在菌（尿では外陰部や尿道の常在菌）が混入する．検体を採取した後に室温で長時間放置すると，感染症の原因菌のみならず，常在菌も増殖し，場合によっては原因菌の数を上回るため，正しい検査結果が得られない．

→検査/感染/8/50 頁，検査/泌尿/8/90 頁

神経内科

❶ うっ血乳頭がある場合, 腰椎穿刺は行ってはならない.

　脳圧亢進のある場合, 腰椎穿刺によって頭蓋内圧と脊椎管内の圧力差を生じ, 小脳扁桃ヘルニアを引き起こす可能性がある. うっ血乳頭がない場合でも, CT画像上, 脳圧亢進が疑われる際には腰椎穿刺は行うべきではない. 同様に, 脳膿瘍が疑われる場合も, 膿瘍の穿破を引き起こすおそれがあるため行わない. ただし, 髄液検査が診断, 治療上必要な場合(クモ膜下出血, 髄膜炎などが疑われる場合)には, CT検査で高度な脳圧亢進がないことを確認のうえ, 穿刺を行ってもよい.

　うっ血乳頭があっても腰椎穿刺の施行を考慮せざるをえない疾患として次のものが考えられる. ・クモ膜下出血を疑う場合, ただちに頭部単純CT撮影を行い, クモ膜下腔の出血の有無を確かめる. ・髄膜炎を疑う場合では, 頭部単純, できれば造影CT撮影を施行後, 明らかな占拠性病変のないことを確認のうえ, 腰椎穿刺を行う.

　髄液検査は, 細いルンバール針(21ゲージ以下)を用いて慎重に行う. 脳脊髄圧が著明に上昇している場合では, 髄液圧の測定時に特に注意を要する. ガラス圧棒の水面が急激に上昇する場合では, ただちに圧棒の先端を指で圧迫し, 三方活栓を閉じ, これ以上の測定は中止し, 検査を終了する. 髄液検査は

ガラス圧棒内の最少必要量で行う．穿刺部は消毒，十分に圧迫する．患者の頭は低くして，足，頭の屈曲姿勢はゆるめ，伸展位をとらせる．検査後 24 時間はバイタルサインを注意深く測定し，特に瞳孔，対光反射，徐脈，呼吸状態に注意する．

→検査/血内/4/26 頁，検査/脳外/2/56 頁，検査/整外/3/75 頁，検査/小児/2/81 頁，検査/眼科/3/83 頁，検査/救急/2/109 頁

❷ 出血傾向がある患者に，脳血管撮影を行ってはならない．

出血傾向が明らかな場合には，穿刺部位に血腫を生ずる．ワルファリン服用中の患者，血小板が 3 万以下など出血傾向のある症例では，脳血管撮影を行わない．

❸ 心臓ペースメーカが植え込まれている患者に，MRI 検査を行ってはならない．

MRI 装置の磁場によって，ペースメーカのペーシングに誤作動が生じる可能性がある．

→検査/循内/2/2 頁，検査/脳外/1/56 頁，検査/心外/1/69 頁，検査/放射/1/94 頁

❹ 穿刺部位に感染巣がある場合に，腰椎穿刺を行ってはならない．

髄膜炎，硬膜外膿瘍などの感染症を生ずる可能性がある．

腰椎穿刺の禁忌としては次のものがあげられる．
① 頭蓋内圧亢進が疑われる場合(うっ血乳頭，または脳内に大きな占拠性病変がある場合)
② 穿刺部位付近の化膿病巣の存在
③ 明らかな出血傾向(血小板数3万以下)

血小板3万/mm³以上，抗凝固療法を行っている場合ではプロトロンビン時間が13.5以上，INRが1.3以下であれば検査を行ってもよい．

→検査/血内/8/27頁，検査/感染/1/48頁，検査/脳外/3/56頁

❺ 血小板数が 30,000/ml 以下の場合，腰椎穿刺を行ってはならない．

血小板数の減少，その他，出血傾向のあるときには穿刺部位で硬膜外，硬膜下，クモ膜下出血などを起こす可能性がある．

血小板3万以下の状態の患者に脳脊髄液検査を行って，これにより生ずる有害事象より，検査によって得られる結果が患者にとって有意義な場合のみにおいて行われるべき検査である．白血病患者の髄膜炎で，細菌性髄膜炎，真菌性髄膜炎，髄膜癌腫症などの鑑別において施行する場合がある．このような場合では，血小板輸血を行い，血小板数を3万/mm³以上にしたうえで施行することがある．

❻ めまい患者に,鼓膜の状態を確かめずにカロリックテスト(温度眼振検査)を施行してはならない.

鼓膜穿孔がある場合,中耳炎を起こしたり増悪させる可能性がある.

❼ 脊髄造影検査の終了後,頭を低く保ってはならない.

造影剤が頭蓋内クモ膜下腔に急激に移行するのを防ぐ必要があり,検査終了後は頭を高くして24時間安静を保つ.造影剤が急激に頭蓋内クモ膜下腔へ移行すると,頭痛などの髄膜刺激症状や,痙攣,精神症状などが生じることがある.

→検査/整外/2/75頁

❽ もやもや病の患者に脳波検査をする場合,みだりに過呼吸負荷を行ってはならない.

もやもや病の場合,過呼吸負荷中の高振幅徐波(build up)が生じ,過呼吸負荷終了後に再び高振幅徐波が生じる(re-buildup)のが特徴であり,診断上大切な所見である.ただし,過呼吸は脳血流を下げ虚血発作を誘発する危険を伴うため,みだりに行うべきではない.

血液内科

❶ 血友病や重篤な播種性血管内凝固症候群（DIC）など高度の凝固因子欠乏のある患者に，骨髄穿刺検査を行ってはならない．

大量出血の合併症の原因となる．骨髄穿刺前に凝固能を十分に調べて行うのが原則である．

❷ 胸骨からの骨髄生検を行ってはならない．

胸骨は腸骨に比べ薄いため，骨折をきたすおそれがあり，また心肺合併症の可能性もあるため禁忌である．骨髄生検は腸骨から行うことを原則とする．

❸ 出血傾向のある症例に，腰椎穿刺を行ってはならない．

腰椎穿刺を行うことによって，脊髄腔内に重篤な出血が生じる可能性がある．

❹ 脳圧亢進症状のある症例に，腰椎穿刺を行ってはならない．

急激な脳圧低下によって脳ヘルニアが生じ，呼吸停止になる可能性がある．

→検査/神内/1/22 頁，検査/脳外/2/56 頁，検査/整外/3/75 頁，検査/小児/2/81 頁，検査/眼科/3/83 頁，検査/救急/2/109 頁

❺ 穿刺部位に奇形や炎症のある場合，骨髄穿刺・検査を行ってはならない．

出血や感染症の合併を起こす危険性がある．腸骨から行う場合は左右の穿刺部位を変更する．また，状況に応じて胸骨からの穿刺を考慮する．

❻ 多発性骨髄腫，原発性マクログロブリン血症の患者で腎障害を呈するものに，造影剤を用いた検査を行ってはならない．

浸透圧利尿のため脱水をきたし，腎機能低下をまねき，急性腎不全を起こしやすい．もし行う場合には，十分な輸液と腎機能の経時的検査が必要である．
→検査/放射/12/98 頁，検査/放射/21/102 頁

❼ 多発性骨髄腫の患者に，胸骨からの骨髄穿刺を行ってはならない．

多発性骨髄腫ではしばしば骨病変を伴い，病的骨折を合併する可能性がある．

❽ 皮膚の感染や骨髄炎のある症例に，腰椎穿刺を行ってはならない．

腰椎穿刺を行うことによって脊髄腔内に菌を押し込み，脳脊髄炎を起こしてしまう可能性がある．隣接する椎間が穿刺可能な部位の場合は穿刺部位の変更を考慮する．
→検査/神内/4/23 頁，検査/感染/1/48 頁，検査/脳外/

❾ 悪性リンパ腫の患者で(腹腔内瘤形成などにより)腸管運動の低下しているものに注腸造影を行ってはならない．

造影剤の排出遅延により，イレウスをきたす可能性がある．

❿ 全身性エリテマトーデス(SLE)患者に認められる貧血を，ただちに自己免疫性溶血性貧血と診断してはならない．

SLE に認められる溶血性貧血は診断基準にもなっており有名であるが，その他の機序による貧血もあるので，それらを鑑別する必要がある．特に消化性潰瘍などによる消化管出血，血栓性血小板減少性紫斑病(TTP)に伴うもの，腎不全に伴う腎性貧血，薬剤などによる骨髄抑制によるもの，自己免疫的機序などによる再生不良性貧血(赤芽球瘻)/骨髄線維症などとの鑑別が必要である．さらに自己免疫性(または感染性)血球貪食症候群を生じる可能性もある．それぞれは治療法が異なるので，十分な検討が必要である．

→検査/膠ア/21/46 頁

内分泌内科

❶ 妊娠中や授乳中の患者に,甲状腺放射性ヨード(^{123}I, ^{131}I)摂取率,甲状腺シンチを行ってはならない. ^{99m}Tc 摂取率も同様に禁忌である.

　妊娠中や授乳中の患者に放射性ヨードは使用しない. 奇形発生のおそれがある. 万が一行ってしまった場合, 妊娠 4 週以内であれば, 器官形成開始前であるため奇形発生のおそれはないという. 授乳中の患者では, 母乳にも放射性ヨードが分泌されるので 1 週間は授乳を中止する.

　放射性ヨードは 24 時間以内に甲状腺で有機化される. 被曝直後から甲状腺破壊が起こる. 児に甲状腺機能低下症, クレチン症, 甲状腺腫, 甲状腺癌が発症する可能性がある.

❷ 副腎皮質不全患者では,メチラポン(メトピロン®)負荷試験は行ってはならない.

　メチラポン(メトピロン®)負荷試験は副腎皮質刺激ホルモン(ACTH)分泌予備能をみる検査である. 11β-ヒドロキシラーゼ阻害薬であるメチラポン投与によりコルチゾール生成を阻害し, ACTH 分泌へのネガティブフィードバックの解除による ACTH 分泌能をみることにより下垂体-副腎機能を検索する. Cushing 症候群の病因鑑別に用いる. 副腎皮質不全患者へのメチラポン投与は, コルチゾール分泌低下により副腎クリーゼを発症する危険性があり,

禁忌である．また，妊婦，授乳婦でのメチラポンの安全性は確立されていない．

❸ インスリン負荷試験を行うときは，患者から離れてはならない．

インスリン負荷試験はインスリン低血糖に対する視床下部－下垂体系の反応をみる検査である．すなわち，インスリン低血糖に対する視床下部－下垂体系の反応をみることにより，ACTH－コルチゾール系，成長ホルモン（GH）系，プロラクチン（PRL）系の予備能をみる検査である．重度の低血糖を起こす可能性があるため，インスリン負荷試験を行ったことがある医師が立ち会い，検査が終わるまで患者に付き添う．静脈を確保しておき，50％ブドウ糖とヒドロコルチゾンを用意しておく．冠動脈疾患，脳血管障害，痙攣性疾患のある患者では禁忌である．

❹ 褐色細胞腫では，グルカゴン負荷試験，メトクロプラミド（プリンペラン®）負荷試験を行ってはならない．

グルカゴン，メトクロプラミド（プリンペラン®）は，褐色細胞腫からカテコールアミン分泌を促し，血圧を上昇させる．これらの負荷試験は高血圧を誘発する危険がある．

→検査/放射/22/103 頁

❺ 高齢者,虚血性心疾患患者に,T_3抑制試験を行ってはならない.

T_3は心機能を亢進させる.すなわち,T_3は心臓の負担を増加させ,狭心症,心筋梗塞を誘発する.T_3抑制試験はBasedow病の寛解判定に用いられるが,Basedow病の寛解判定は甲状腺刺激ホルモン(TSH)の正常化と受容体抗体(TRAb)消失を目安にする.高齢者,虚血性心疾患患者にはT_3抑制試験を行わない.

❻ 心不全のある患者には,食塩負荷試験を行ってはならない.

アルドステロン分泌の抑制法には,①レニン放出を低下させる方法,②アンジオテンシンⅡ産生を抑制する方法,および③内因性副腎皮質刺激ホルモン(ACTH)分泌を抑制する方法がある.食塩負荷試験は,①レニン放出を低下させることによりアルドステロン分泌抑制をみるものである.原発性アルドステロン症と本態性高血圧症の鑑別診断や,アルドステロン分泌異常症の診断に用いられる.心不全のある患者に食塩を負荷すると,心不全が悪化する.

❼ 妊婦に,副腎シンチを行ってはならない.

胎児が被曝する.妊婦では副腎シンチは禁忌である.

副腎シンチには^{131}I アドステロール-(ヨウ化メチ

ルノルコレステロール)を用いる．放射性ヨードは24時間以内に甲状腺で有機化される．被曝直後から甲状腺破壊が起こる．児に甲状腺機能低下症，クレチン症，甲状腺腫，甲状腺癌が発症する可能性がある．

❽ 18歳未満の患者に，副腎シンチは行ってはならない．

副腎シンチには ^{131}I アドステロール-(ヨウ化メチルノルコレステロール)を用いる．これは精巣，卵巣にも集積する．また放射性ヨードは甲状腺に集まり，有機化される．18歳未満の患者では，副腎シンチは原則として行わない．

❾ 褐色細胞腫を疑い，^{131}I-MIBG(フェオMIBG-I$^{131®}$)シンチをするときには，三環系抗うつ薬，グアネチジン，ラベタロール，レセルピンなどを服用しているかどうかを確認せずに行ってはならない．

三環系抗うつ薬，グアネチジン，ラベタロール，レセルピンなどを服用している患者では，^{131}I-MIBG(フェオ MIBG-I$^{131®}$)シンチが偽陰性になることがある．これらの薬剤が^{131}I-MIBGの取り込みを阻害するためである．^{131}I-MIBGシンチを行うときには，三環系抗うつ薬，グアネチジン，ラベタロール，レセルピンなどを服用しているかどうかを確認する．

三環系抗うつ薬，グアネチジン，ラベタロール，レセルピンなどの服用を中止してから，^{131}I-MIBGシンチを行う．

⑩ 褐色細胞腫の診断のためにフェントラミン（レギチーン®）試験を行ってはならない．

褐色細胞腫の高血圧は，カテコールアミンのα_1受容体を介したものである．α遮断薬であるフェントラミン（レギチーン®）は褐色細胞腫による高血圧を下げる．しかし，レギチーン®静注により血圧が低下しすぎて，ショックを起こした例が報告されている．現在では褐色細胞腫の診断のためのレギチーン®試験は原則として行わない．

一方，術前検査としてレギチーン®試験は有用である．これは，褐色細胞腫の病態（特に循環血液量減少）を改善する目的で，術前充分な量の経口α遮断薬を投与する．レギチーン®試験は，病態改善の指標となり，術中ショックの危険性を予測できる．

⑫ 汎下垂体機能低下症の患者に対しては，通常の投与量でインスリン低血糖試験を行ってはならない．

汎下垂体機能低下症が強く疑われるときには，通常のインスリン低血糖試験で使用される 0.1 単位/kg 体重のインスリンを投与すると，低血糖が遷延することがあるので半量の負荷とする．

⓭ 心因性多飲の患者に対しては，デスモプレシン®(DDAVP)負荷試験やバソプレシン(ピトレシン®)負荷試験は注意を怠ってはならない．

尿崩症が疑われる多尿の患者では，中枢性か腎性かの鑑別のためにデスモプレシン®(DDAVP)負荷検査が有用であるが，このとき心因性多飲ではないことを確認してからデスモプレシン®(DDAVP)を負荷する．心因性多飲患者にデスモプレシン®を負荷すると，尿量が減少しても飲水を持続するために水中毒を引き起こす危険性がある．バソプレシン(ピトレシン®)(ADH)負荷試験でも同様の注意をはらう．

⓮ 妊婦に，TRH(TRHR)負荷試験を行ってはならない．

注射された TRH は，胎盤を通じて胎児に移行する．妊婦への投与に関する安全性は確立されていない．

⓯ 心不全患者，気管支喘息患者に，グルカゴン・プロプラノロール(インデラル®)負荷試験を施行してはならない．

グルカゴン・プロプラノロール(インデラル®)負荷試験は成長ホルモン(GH)分泌をみる検査である．グルカゴン投与により高血糖を生じ，60〜90 分後に血糖値が下降するときに，GH の分泌が起こる．すな

わち，β遮断薬（プロプラノロール）がこの GH 分泌を増強することを利用した検査である．β遮断薬であるプロプラノロールを用いるため，心拍出量が減少して心不全が悪化したり，気管支筋が収縮して気道の抵抗が増大し，気管支喘息の悪化を認めることがある．

⓰ 褐色細胞腫に対して，血管造影検査を行ってはならない．

動脈造影は，高血圧クリーゼやショックを誘発することがあるので，慎重に行わなければならない．副腎外褐色細胞腫や悪性褐色細胞腫，局在の不確かな褐色細胞腫の症例に対して血管造影が行われることがある．

→検査/放射/23/103 頁

代謝内科

❶ 糖尿病腎症の患者に，血管造影剤を用いた検査を頻回に行ってはならない．

血管造影剤であるヨードは，尿細管障害により急性腎不全を起こしやすい．さらに糖尿病腎症の患者では浸透圧利尿により脱水症となり，腎機能の悪化をきたしやすい．造影剤の非使用または減量を考慮するのが原則である．

❷ 空腹時血糖値が 126 mg/dl 以上，あるいは随時血糖値が 200 mg/dl 以上ある場合は，診断の目的だけで 75 g 経口ブドウ糖負荷試験を施行してはならない．

空腹時血糖値が 126 mg/dl 以上，あるいは随時血糖値が 200 mg/dl 以上ある場合には，それだけで糖尿病と診断可能であり，負荷試験は不要である．また高浸透圧による下痢から脱水を生じたり，高血糖性昏睡をきたす危険性もある．

❸ ビグアナイド系経口血糖降下薬内服中の患者にヨード造影剤を使用する場合は，ビグアナイドを 48 時間以上休薬しなければならない．

ビグアナイド系経口血糖降下薬内服中の患者にヨード系造影剤を使用すると，腎機能が正常であっても乳酸アシドーシスになりやすいので，48 時間以

上の休薬を行う．腎機能低下患者であれば 96 時間以上の休薬が望ましい．ヨード造影剤投与後 48 時間は本剤の投与を再開しないこと．

ちなみに MRI で使用されるガドリニウム造影剤はこの限りではない．

❹ 尿量低下時に尿酸クリアランス試験を行ってはならない．

尿量低下時の施行では，正確な腎の尿酸排泄能を反映しない．飲水あるいは輸液により尿量を増加させる．

❺ プロベネシド使用時にインドシアニングリーン(ICG)，フェノールスルホンフタレイン(PSP)試験を行ってはならない．

プロベネシドは，ICG の肝細胞への取り込みや，PSP の尿中排泄を抑制する．

❻ 尿糖陽性だけでは糖尿病と診断してはならない．

腎性糖尿，妊娠，過食後などでも尿糖陽性となることがある．

→検査/老年/1/52 頁

膠原病・アレルギー・免疫疾患

❶ 皮膚感染が疑われる部位から,関節穿刺を行ってはならない.

関節炎の鑑別診断(関節液検査)や,局所治療(関節液の排除や副腎皮質ステロイドホルモンの注入など)の際に,関節穿刺を行う.この際,関節内への感染を起こさないように,十分な消毒を行うなどの注意が必要である.

❷ 高年発症の皮膚筋炎(DM)または多発性筋炎(PM)患者では,悪性腫瘍の検索を怠ってはならない.

成人,特に高年者に発症したDM/PM(なかでもDM)患者では,悪性腫瘍の合併率が高く,診断時には必ず一般的な悪性腫瘍のスクリーニング検査を行う必要がある.悪性腫瘍の検索を行うことが原則である.

❸ 薬剤アレルギーが疑われる場合に,該当する薬剤添加リンパ球刺激試験(DLST)が陽性を示しても,原因薬剤と断定してはならない.

DLSTが陽性であるということは,該当する薬剤に対する免疫学的な記憶がリンパ球に残されていることを意味する.しかし,DLSTが陽性でもアレルギー症状を発症しない場合もあり,因果関係の直接的な証明とはならない.他の原因や投与期間などを

総合して判断する必要がある．場合によっては，アレルギーが疑われる薬剤の再投与を，患者および家族に十分な説明を行い，同意を得たうえで十分な監視下で施行する．

❹ 多くの薬剤アレルギーでは，薬剤による誘発試験を行ってはならない．

誘発試験は薬剤アレルギーの確実な診断法である．しかし，接触皮膚炎など一部のごく軽症の薬剤アレルギーを除いて，発熱，全身の皮疹，肝障害，間質性肺炎，腎障害,血圧低下などを伴うアレルギー症状を示した症例に誘発試験を行うと，重篤な症状が誘発され致命的となりうる場合がある．したがって，きわめて特殊な状況を除いて誘発試験は行わない．

→検査/肝胆/4/14 頁

❺ 血小板減少または出血傾向のある患者に，腎生検，肝生検，肺生検などを行ってはならない．

圧迫などでただちに止血できない深部臓器の生検を出血傾向のある患者に行うと，大出血を起こしても対処できない．出血症状が起こりうるので施行してはいけない．

→検査/腎内/1/19 頁

❻ 肺高血圧患者に，肺動脈造影は行ってはならない．

肺高血圧症は原因不明で，さまざまな膠原病に合併しうる病態である．肺動脈造影を行うことにより高血圧が悪化するとされており，また造影中の低酸素血症などの致死的合併症の問題や，施行して得られる情報が他の画像診断で得られる情報以上のものがない，などの理由で行われない．

❼ 意識障害のある患者の腎生検，肝生検，肺生検などを行ってはならない．

患者の協力が得られず，息止めなどが困難であり，また急に体を動かすなどの危険を伴うので，施行は不可能である．

もし家族が許せば，全身麻酔下で生検を行う方法がないわけではないが，そこまでの危険をおかしてまで生検する必要性は少ないと考える．

❽ リウマトイド反応陽性の関節痛患者をただちに関節リウマチと診断してはならない．

リウマトイド反応陽性の非関節リウマチは一般臨床で最もよく遭遇するものの1つである．

リウマトイド反応は IgG に対する自己抗体であり，健常者での陽性率は約 1% あり，他に関節リウマチと Sjögren 症候群では 70〜80%，強皮症で 30〜50%，全身性エリテマトーデスで 20〜40% あり，慢

性の肝疾患で約40％，慢性の感染症（結核や梅毒，亜急性心内膜炎など）で5〜10％，また悪性腫瘍でも5〜10％に認められる．

関節リウマチの診断は，あくまでも関節腫脹の有無と朝のこわばりなどの症状を主体とすべきである．逆に，早期関節リウマチではリウマトイド反応の陽性率は約50〜60％と，陰性のものも多く認められる．

関節リウマチの診断基準に則って診断を行う．

❾ 抗核抗体陽性でただちに膠原病（陰性例を膠原病でない）と診断してはならない．

抗核抗体（蛍光抗体法）は全身性エリテマトーデスの診断基準の1つに入っているが，他の膠原病でも高率に認められる．しかし，特に女性に限れば，比較的低い抗体価で非特異的に抗核抗体陽性者が約40％近くに認められる．また，多発動脈炎など，原則として抗核抗体陰性の膠原病も存在するので，抗核抗体のみで診断することはできない．ELISAによる抗核抗体検査や，抗DNA・RNP抗体なども測定すべきである．なお，抗SS-A抗体は抗核抗体が陰性でも陽性のことがあるので，注意を要する．

それぞれの疾患の診断基準に則って診断する．

❿ 抗CCP抗体陽性の関節痛患者をただちに関節リウマチと診断してはならない．

抗CCP抗体は体内の対応抗原は未だに不明であ

るが，関節リウマチに極めて特異性の高い抗体である．また，感度もリウマトイド因子と同様に高く，診断にきわめて有用な検査である．しかし，一部の非関節リウマチ患者や正常人でも陽性になることがある．

関節リウマチの診断のためには理学的所見や画像所見を含めて行い，関節リウマチの診断基準に則って行う．

⓫ 生物製剤投与前に結核を含めた感染症の精査を怠ってはならない．

生物製剤の使用により，まず，第一に問題になったのは，結核の再活性化であった．しかも，この約半数は肺外結核であった．その他にも非定型性抗酸菌症，肺炎などの感染症が常に問題になっている．

従って，生物製剤投与前には，クオンティフェロン，ツベルクリン反応，胸部写真，肺CTなどを含めた全身の精査を怠ってはならない．

⓬ 血清リウマトイド因子(RF)が陰性でも，関節リウマチ(RA)を否定してはならない．

RA患者の20〜30%はRF陰性(sero-negative RA)であり，発病初期にはさらに血清RFが陰性である場合が多い．逆に，健常者でも血清RFが陽性(5%未満)を示すことも忘れてはならない．また，赤沈，C反応性蛋白(CRP)値も，早期あるいは軽症RAでは正常範囲の場合がある．

関節リウマチの診断基準に則って診断する．

⓭ 関節単純X線所見に異常がみられなくても，RAを否定してはならない．

発病早期RA患者の関節X線所見にはほとんど異常はみられない．RAに特徴的なX線所見（関節の骨びらん，関節裂隙の狭小化など）は早くても数カ月，多くは1年以上経過して出現する．なお，好発部位は手指のMP，PIP関節，手関節，足趾のMTP関節である．

RAの診断は診断基準に則って行う．

⓮ 関節X線所見が正常でも，無腐性骨壊死を否定してはならない．

副腎皮質ステロイドホルモンの大量投与後や，全身性エリテマトーデス（SLE）などの経過中にみられる無腐性骨壊死の初期には臀部，鼠径部，膝などの疼痛を訴える．しかし，早期の骨壊死ではX線所見には異常を認めない．早期の骨壊死が疑われる場合には骨スキャンが必要で，MRI検査も有用である．

⓯ 抗リン脂質抗体症候群（APS）では，無症状でも脳梗塞，肺梗塞の既往を否定してはならない．

APS患者では，無症状でも頭部MRIや肺換気・血流スキャンで陳旧性の脳あるいは肺の梗塞が認められる場合がある．APS患者あるいはAPSが強く

疑われる症例には，無症状でもこれらの検索をしておくことが望ましい．

APS では，上記の部位の梗塞のほかに深部静脈血栓症もありうるので，常にそれらを考慮するのが原則である．

⓰ 血清クレアチンホスホキナーゼ(CK)や筋生検所見が正常でも，多発性筋炎，皮膚筋炎（PM/DM）を否定してはならない．

一般に，血清 CK 値は筋炎の活動性の程度をよく反映する．しかし，まれに PM/DM 患者でも血清 CK 値の上昇を認めない場合がある．特に，急性進行性間質性肺炎を伴う症例では，血清乳酸デヒドロゲナーゼ(LDH)優位の上昇が認められ，CK 値は正常範囲を示すことがある．また，筋生検所見も PM/DM 患者のおよそ 30％には明らかな異常を検出しがたく，DM 患者の一部には筋炎の所見を認めない特殊型(amyopathic dermatomyositis)も存在する．

⓱ Sjögren 症候群の診断のための耳下腺造影検査を，耳下腺炎の急性増悪期に行ってはならない．

耳下腺炎の急性期に耳下腺造影を行うと，炎症を悪化させる可能性があり，急性期を過ぎてから行うべきである．また，用いる造影剤としては油性造影剤は長期にわたり耳下腺内に貯留するため，本症の診断にはコンレイ 400® などの水溶性造影剤を用い

⓲ RAST 陽性(または陰性)のみでその物質をアレルゲンである(またはアレルゲンではない)と決めつけてはならない.

RAST はきわめて簡便にできるアレルゲン検査である.しかし,実際には偽陽性や偽陰性があることが知られている.また,特に食物アレルギーでは食物の代謝産物や添加物がその原因となることがある.アレルゲンの決定には慎重な問診と RAST,皮内テスト,場合によっては誘発試験を行って決定する.

→検査/皮膚/8/86 頁

⓳ 安易にアレルギー誘発試験を行ってはならない.

誘発試験にはアレルゲン吸入試験や食物摂取試験などがあり,これでアレルギー反応が生じれば,ほぼ確実にアレルゲンと証明でき,有用な検査である.しかし,実施に際してはきわめて強いアレルギー反応が生じるおそれがあり,アナフィラキシーなど生命に危機が及ぶ可能性もある.したがって,行うときは,場合によっては入院のうえ,救命措置を整えたうえで施行しなければならない.

→検査/皮膚/9/87 頁

⑳ 口内炎のある患者で血清 IgD が高いからといって,ただちに Behçet 病と診断してはならない.

　Behçet(ベーチェット)病は,再発性口腔内アフタ,陰部潰瘍,皮膚の血栓性静脈炎ないし結節性紅斑などと,虹彩炎やブドウ膜炎という特徴的な四主要症状がある.Behçet 病に特異的な検査はない.また,血清 IgD 高値を呈する患者もいるが,正常の人も多くいる.血清 IgD 高値は必ずしも Behçet 病にのみ特異的なものではない.

　Behçet 病の診断基準に則って診断する.

㉑ 全身性エリテマトーデス(SLE)患者に認められる貧血を,ただちに自己免疫性溶血性貧血と診断してはならない.

　SLE に認められる溶血性貧血は診断基準にもなっており有名であるが,その他の機序による貧血もあるので,それらを鑑別する必要がある.特に消化性潰瘍などによる消化管出血の可能性がある.他には,血栓性血小板減少性紫斑病(TTP)に伴うもの,腎不全に伴う腎性貧血,薬剤などによる骨髄抑制によるもの,自己免疫的機序などによる再生不良性貧血(赤芽球癆)/骨髄線維症などとの鑑別が必要である.さらに自己免疫性(または感染性)血球貪食症候群を生じる可能性もある.それぞれ治療法が異なるので,十分な検討が必要である.

→検査/血内/10/28 頁

㉒ B 型肝炎ウイルスキャリアの患者にステロイド大量投与を行うときは，肝機能検査を怠ってはならない．

　特に HBe 抗体が陽性になっている際には，ステロイド大量投与などの免疫抑制により，抗体が消失して，抗原陽性に変化することがある．このようなときに活動性肝炎を生じることがあり，その場合，劇症化することもあるので，劇症肝炎になりうることを十分に説明したうえで，ステロイド治療を開始すべきである．

→検査/消内/13/13 頁

㉓ 抗 CCP 抗体陰性でも関節リウマチを否定してはならない．

　抗 CCP 抗体は関節リウマチに特異性の高い検査ではあるが，感度はリウマトイド因子とほぼ同程度の約 70%前後である．したがって，この抗体が陰性の関節リウマチは多いので，注意を要する．保険診療上は，現在のところ，この抗体は診断時の初診時に一度とそれが陰性の場合に 6 カ月後に再検が認められているのみである．

　関節リウマチの診断のためには理学的所見や画像所見を含めて行い，関節リウマチの診断基準に則って行う．

感染症および寄生虫疾患

❶ 褥瘡や化膿性皮疹のある部位から，腰椎穿刺を行ってはならない．

細菌感染のある部位から腰椎穿刺を行うと，細菌の中枢神経系への侵入を許し，髄膜炎の原因となることがある．

患者の状態から脊髄液検査が必須であり，通常，穿刺する第3〜4腰椎間あるいは第4〜5腰椎間で穿刺できない場合には，そのほかの腰椎間穿刺や後頭下（大槽）穿刺などによる髄液採取の適応の有無について，脳神経外科などの専門医にコンサルテーションを行う．

→検査/神内/4/23頁，検査/血内/8/27頁，検査/脳外/3/56頁

❷ エキノコックス症が疑われる場合には，生検を行ってはならない．

エキノコックス症は，我が国では北海道を中心にみられる肺や肝臓などに包虫囊を形成する疾患である．病巣の穿刺により包虫液が流出することで，アナフィラキシーショックを誘発したり，病巣が拡大したりするため，肝腫瘍性病変との鑑別に必要なときを除き，原則として生検は行わない．

→検査/肝胆/7/15頁

❸ **急性前立腺炎で尿路感染症による膿尿がみられるときには，十分な抗菌治療をすることなく前立腺の触診や膀胱尿道内視鏡，生検などを行ってはならない．**

細菌が血中に移行して敗血症となる危険が大きい．

→検査/泌尿/1/88 頁

❹ **満腹時に咽頭ぬぐい液の採取を行ってはならない．**

咽頭への刺激により反射が起こり，嘔吐などに伴う嚥下性肺炎を誘発する可能性があるため，原則として空腹時に行う．

❺ **出血傾向のある患者に，経気管吸引(TTA)などの観血的検査は行ってはならない．**

意識障害などで喀痰が排出できない患者や，口腔内常在菌の影響で喀出痰の検査結果が判定しがたい場合などには，TTA や経皮肺吸引は有用であるが，合併症の１つに出血があげられるため十分気をつける

❻ **排菌のある肺結核患者に，肺機能検査を行ってはならない．**

ガフキー陽性の肺結核患者に対して肺機能検査を行うと，検査機器が結核菌により汚染され，その後

に使用する患者に対して感染源になるおそれが生ずる．

　肺結核の患者に肺機能検査は通常行わないが，どうしても必要な場合には，結核菌を通さないフィルターを装着して検査する(肺結核の発見にはしばしば時間を要するので，判明している結核感染の有無にかかわらず，すべての患者の肺機能検査においてフィルターを装着することが望ましい)．肺結核患者の検査前後には，患者にはサージカルマスクを着用させる．また技師も N95 マスクを着用し，院内感染に注意する．

❼ 患者本人の同意を得ずに，HIV 感染の有無に関する検査を行ってはならない．

　HIV 感染のスクリーニングについては，通常 HIV 抗体を測定する．抗体測定は，観血的医療行為による感染予防などの目的であっても，患者本人の同意が必要である(厚生省通達)．しかし，HIV 感染が強く疑われ，患者が意識不明などで検査の説明ができない場合で，HIV 検査が治療に必須の場合には，十分な考慮のうえ家族など代理者より了解を得る．

❽ 喀出痰や尿などの細菌培養検体は採取した後，長時間放置してはならない．

　喀出痰や尿などの採取に際しては，多くの場合，常在菌(喀出痰では口腔内の常在菌，尿では外陰部や尿道の常在菌)が混入する．検体を採取した後に室温

で長時間放置すると，感染症の原因菌のみならず常在菌も増殖し，場合によっては原因菌の数を上回るため，正しい検査結果が得られない．やむをえない場合は冷蔵庫に保存するが，低温で死滅しやすい細菌もある．血液培養の場合には，採取後ただちに検査できないときは必ず37℃のフラン器にカルチャーボトルを保管する．

→検査/腎内/9/21頁

老年病科

❶ 高齢者糖尿病の血糖コントロール指標として尿糖を重視してはならない．

加齢とともに尿糖排泄閾値が上昇するため，高齢者では同じ血糖値でも尿糖は陽性となりにくくなる．したがって，尿糖により血糖コントロール状態を判定する場合には，高齢者では実際の血糖値よりも「血糖コントロール状態が低めに」評価される可能性がある．血糖コントロール状態の指標として，尿糖以外の指標を用いる．

→検査/代内/4/37 頁

❷ 高齢者糖尿病の血糖値を，若壮年者と同様の基準でコントロールしてはならない．

高齢者では基礎に動脈硬化を有しており，1回の低血糖で脳梗塞や心筋梗塞が誘発される危険性が高いこと，低血糖症状を呈しにくく，症状の発現時にはすでに重症低血糖である場合もあり，若壮年者よりやや高めの血糖コントロールを行う．

厳格な血糖管理を必要とする高齢者糖尿病としては，① 空腹時血糖値が 140 mg/dl 以上，② 糖負荷後血糖値が 250 mg/dl 以上，③ HbA_1C が 7%以上，④ 網膜症あるいはアルブミン尿を認める例のいずれかがあげられている（「老年者の糖尿病治療ガイドライン作成に関する研究班（班長：井藤英喜）」）．

❸ 高齢者では腎機能障害の指標として血清クレアチニン値を重視してはならない．

　高齢者では骨格筋の量が減少しており，実際の腎機能よりも血清クレアチニン値は低めの値をとる．このため，腎障害が実際より軽度と判定されることが多くなる．

❹ 高齢者に腸管洗浄を目的としてニフレックを投与する場合，投与速度を速めてはならない．

　高齢者では動脈硬化を有することが多く，ニフレック®投与による急激な腸管内圧上昇により虚血性大腸炎が誘発される危険がある．

　ニフレック®を投与する場合は 1,000 ml/時を目安に投与し，同時に全身状態や血圧などを観察する必要がある．動脈硬化が高度な例の腸管洗浄目的には微温湯浣腸も検討すべきである．

→検査/消外/13/67 頁

一般外科

❶ CTなど，水溶性造影剤を用いて検査する場合には，検査が行われている場に医師が立ち会っていなければならない．

血管造影検査やCT・MRIなどで，造影剤を点滴静注する検査では造影剤注入後，即時型アレルギー性ショックを起こすことがあるので，すみやかにショックに対する治療が開始できる態勢になければならない．

❷ 食道穿孔，食道破裂では，バリウムによる食道造影を行ってはならない．

バリウムが縦隔内に流出すると，重篤な縦隔炎を起こす危険があり，禁忌である．食道穿孔や食道破裂が考えられるようなケースで，穿孔部位や程度を診断するために食道造影が必要であれば，ガストログラフィン®などの水溶性造影剤を用いるべきである．

→検査/消内/1/9頁，検査/消外/3/64頁，検査/小児/1/81頁，検査/放射/5/95頁

❸ 消化管縫合不全では，内視鏡検査を施行してはならない．

内視鏡検査は視野確保のため，その先端部より送気されている．したがって，吻合部周囲の内圧が上昇し，吻合部に張力がかかり，消化管縫合不全では，

さらにその離開範囲が広がることがあり，禁忌である．

❹ 既往歴を確認せずに，内視鏡検査の前処置を行ってはならない．

　内視鏡検査の前処置として，消化管の弛緩や運動抑制の目的で抗コリン薬やグルカゴンを投与することが多い．抗コリン薬は緑内障，前立腺肥大，心疾患に，グルカゴンは褐色細胞腫に禁忌であり，そのため十分な既往歴の聴取や問診を行う必要がある．緑内障，前立腺肥大，心疾患の患者では症状悪化のおそれがあるので，臭化ブチルスコポラミン（ブスコパン®）は使用せずグルカゴンを用いる．

→検査/消内/4/10 頁，検査/消外/9/66 頁，検査/放射/6・7/96 頁

脳神経外科

❶ 心臓ペースメーカを装着している患者に，MRI検査を施行してはならない．

ペースメーカは，磁気的にも電気的にも敏感な構造のため，MRシステムのガントリー内ではショートしたり，誤作動する危険がある．

→検査/循内/2/2頁，検査/神内/3/23頁，検査/心外/1/69頁，検査/放射/1/94頁

❷ うっ血乳頭のある患者や，CT上正中構造の偏位や脳室の圧迫，大きな占拠性病変のある患者に，腰椎穿刺による髄液排液を行ってはならない．

脳ヘルニアを誘発する可能性がある．

→検査/神内/1/22頁，検査/血内/4/26頁，検査/整外/3/75頁，検査/小児/2/81頁，検査/眼科/3/83頁，検査/救急/2/109頁

❸ 感染がある部位での腰椎穿刺は，行ってはならない．

穿刺により髄膜炎や硬膜外膿瘍を誘発する可能性がある．

→検査/神内/4/23頁，検査/血内/7/27頁，検査/感染/1/48頁

❹ **脳波検査を目的に，抗痙攣薬を中止してはならない．**

抗痙攣薬を服用している患者では，薬剤の中止により痙攣発作が誘発されることがある．また，抗痙攣薬を中止しての脳波検査の診断的価値は，低いとされている．

❺ **頭皮下腫瘤の内容を確認する目的で，むやみに穿刺してはならない．**

特に乳幼児では，頭蓋骨膜洞（sinus pericranii）や脳瘤などにより頭皮下に腫瘤が形成されている場合があり，不用意に穿刺すると大出血を起こしたり，感染の原因になることがあるので注意を要する．

❻ **後頭蓋窩に占拠性病変がある場合，側脳室ドレナージによる髄液の急速排液を行ってはならない．**

上行性テント切痕ヘルニアを誘発する危険性がある．

❼ **突然の頭痛でクモ膜下出血を疑う場合には，発作直後の髄液正常，発作後 10 日以降の髄液正常，発作後 3 日以降の CT 正常で，クモ膜下出血を否定してはならない．**

いずれもおのおのの時期で正常の場合がある．

❽ 頭部単純X線撮影で,中硬膜動脈,横静脈洞,上矢状洞などの血管溝を横断する骨折が確認された場合,たとえ患者が意識清明であっても帰宅させてはならない.

急性硬膜外血腫の発生を危惧する．撮影時意識清明期(lucid interval)の時期であったり,遅発性の血腫形成も考えられる．よって入院経過観察とし,CTのフォローアップが必要である．CTはたとえ無症状であっても4～6時間後に行う．

❾ 経皮的圧コントロール型シャントシステムが設置されている患者に,MRIを行ってはならない.

設定圧が変化したり,バルブが破損する場合がある.

❿ 気管支喘息患者にガドリニウム製剤(MRI造影剤)を使用してはならない.

喘息症状を悪化させる可能性がある．可能な限り造影剤を使用しないで診断を試みる．

⓫ 頭蓋内圧亢進症状を呈する患者の眼底検査では,むやみに散瞳薬を用いてはならない.

散瞳薬の点眼により対光反射が不明瞭となり,状態の変化を見逃すおそれがある．散瞳薬を用いずに診断を試みる．

⓬ 若年者の皮質下出血に対し，脳血管撮影検査を怠ってはならない．

脳動静脈奇形からの出血によることもあり，脳血管撮影は必須検査である．

⓭ 高血圧性脳内血腫で，肝機能や飲酒歴のチェックを怠ってはならない．

肝硬変例，アルコール常飲者ではコントロール群と比較して脳内血腫の発生頻度が有意に高く，また血腫も比較的大きい傾向にある．

呼吸器外科

❶ 気管支喘息の患者に X 線造影剤を使用してはならない．

気管支喘息の患者に X 線造影剤を使用すると，ショックやアナフィラキシー様症状の副作用の発現が高いとの報告がある．原則として気管支喘息の患者に X 線造影剤を使用するべきではない．

❷ 胸部異常陰影の精査中に，喀痰や胃液の検査で結核菌が証明されても，癌の可能性を忘れてはならない．

肺癌と結核が合併している可能性もある．結核と診断して抗結核療法を行っている経過中も，癌の合併を忘れてはならない．胸部 X 線検査や胸部 CT による胸部異常陰影の経過観察が重要である．

❸ 胸部 X 線検査だけで，肺癌を否定してはならない．

胸部 X 線写真だけでは肺癌は否定できない．中心型肺癌や中心陰影との重なりで診断できない病変がある．その他，病変が小さくて X 線濃度が低いために写らない病変もある．

胸部 X 線検査だけでは見落とす病変が存在することを念頭におき，患者に毎年の検診を勧めるべきである．

❹ 出血傾向のある患者に,胸腔穿刺を行ってはならない.

出血傾向のある患者に胸腔穿刺を行うと,出血して血胸になる可能性がある.胸腔穿刺を行う前には出血傾向の有無を確認する必要がある.出血傾向の原因薬剤があれば中止して,出血傾向がない時期に穿刺する.また,治療上ぜひ必要な場合に限り,患者に対する十分な説明と理解のもとに行う.

❺ 術後出血の評価を,胸腔ドレーンの排液量だけで行ってはならない.

術後出血時の胸腔ドレーンは血栓による閉塞のために情報になりにくい.術後出血の評価は,胸腔ドレーンの排液量だけでなく,バイタルサインと胸部X線検査,血液検査の3つを併用して判断しなくてはならない.

❻ 胸腔穿刺や胸腔ドレーン挿入は,肋骨の下縁に沿って処置してはならない.

肋骨下縁には肋間動静脈神経が走行している.これを誤って穿刺すると血胸や痛みを起こすおそれがある.胸腔穿刺や胸腔ドレーン挿入などの処置は,肋骨上縁に沿って操作を進めることが大切である.

→検査/呼内/3/4 頁

❼ 突然の呼吸困難患者では，肺塞栓症の可能性を忘れてはならない．

肺塞栓症は胸部X線撮影では所見が少なく，見逃しやすい．所見としては肺血管影の減少，肺梗塞陰影がある．突然の呼吸困難患者では，肺塞栓症を鑑別診断として忘れてはならない．

❽ CTガイド下経皮的肺生検を安易に行ってはならない．

経皮的肺生検の急性期合併症には気胸や出血，その他まれに重篤な空気塞栓を起こすことがある．また，経皮的肺生検による腫瘍再発の報告がある．合併症の可能性を患者に十分説明した上で，CTガイド下経皮的肺生検を行うべきである．

❾ 女性の自然気胸をみたら，ブラの検査だけですませてはならない．

女性の自然気胸をみたら，ブラ(bulla，気腫性嚢胞)による特発性自然気胸以外に月経随伴性気胸の可能性も念頭におかなくてはならない．患者から正確な病歴を聴取するべきである．

❿ 肺癌を疑ったときの喀痰細胞診は，1回だけですませてはならない．

肺癌の喀痰細胞診の陽性率は，1回の検査で30〜50％で，3回では50〜80％と向上する．回数を重ね

るほど陽性率が高いので,最低,3日間行うべきである.肺癌喀痰細胞診は患者に対する負担が少なく,繰り返し行いたい.

⓫ 鈍的胸部外傷患者に対する気管支鏡は,必要最小限にとどめなければならない.

鈍的胸部外傷患者は,外傷性肺水腫になる可能性が高く,気管支鏡による吸引は誘因となりうる.愛護的に行うべきである.また,吸引は手短に行い,短時間にすませなければならない.

⓬ 肺葉切除術や気管支形成術後早期の気管支鏡検査は,安易に行ってはならない.

肺葉切除後の気管支断端や気管支形成術後の吻合部は,術後5～14日が最も脆弱な状態になる.咳嗽反射の強い症例では,断端付近で咳をされると断端に接触し非常に危険である.

肺葉切除術や気管支形成術後早期の気管支鏡検査は,気管支の解剖や気管支鏡手技に習熟した医師が行うべきである.

⓭ 高カルシウム血症,低ナトリウム血症では,肺癌の可能性を考えなくてはならない.

高カルシウム血症は肺癌による副甲状腺ホルモン類似物質産生により骨吸収が促進されて起きる.低ナトリウム血症は肺癌により抗利尿ホルモン不適合分泌症候群により起きる.

消化器外科

❶ 鎖骨下静脈穿刺がうまくいかない場合に，ただちに対側からの穿刺を試みてはならない．

最初の穿刺で気胸を生じていた場合，もう一方の肺も気胸を起こすと致命的となることがある．対側の穿刺を行う前には必ず胸部X線撮影を行い，穿刺側に気胸あるいは血胸などの合併症を生じていないことを確認してから同側・対側の穿刺を試みるように心がけるべきである．内頸，外頸あるいは大腿静脈や肘静脈を用いたルートを選択することもある．

❷ 消化管吻合後早期に術後透視を行う場合，造影剤としてバリウムを使用してはならない．

万が一，縫合不全が存在するとバリウムが腹腔内に漏出し，ときに重篤な腹膜炎を引き起こすことがある．

❸ 腹膜炎や消化管穿孔を疑う場合，バリウムを用いた造影検査を行ってはならない．

急性腹症で消化管穿孔の疑いがあるときには，水溶性造影剤を使っても，バリウムを使用してはならない．いったん腹腔内に出たバリウムは強い炎症を誘発し，決して吸収されない．

→検査/消内/1/9頁，検査/一外/2/54頁，検査/小児/1/81頁，検査/放射/5/95頁

❹ **イレウス症状が認められる患者に,バリウムで胃透視を行ってはならない.**

　消化管内で停滞したバリウムは硬化し,これにより消化管内容の停滞が助長される.

→検査/放射/2/94頁

❺ **胃静脈瘤が疑われる胃粘膜隆起を生検してはならない.**

　胃静脈瘤を生検した場合には大量出血をきたし,肝予備能低下があれば致命的となることがある.

→検査/消内/3/9頁

❻ **虚血性大腸炎が疑われる患者に対して,大腸内視鏡検査を行う場合,過度な空気注入を行ってはならない.**

　腸管内圧の上昇により粘膜障害がさらに助長され,穿孔を生じるおそれがある.過度な空気注入とならないよう配慮する.送気,吸引を繰り返しつつ実施する.

❼ **胆管炎を伴う閉塞性黄疸の患者に対して,胆道ドレナージ前・後に高圧で胆道造影を行ってはならない.**

　胆道内細菌の血管内流入を生じ,急激な敗血症性ショックを生じるおそれがある.同様の理由により,肝膿瘍などのドレナージを行う場合も,まず十分に

排膿させることが肝要で，ただちに洗浄を行ってはならない．

基本的には排膿後に改めて造影検査を行う．やむをえずドレナージ時あるいは直後に行うときは低圧造影（15 cmH$_2$O 以下）を行う．

❽ 非胆石性急性膵炎であることが明白な場合の急性期には，内視鏡的逆行性膵胆管造影（ERCP）を行ってはならない．

例外的に，胆石膵炎のときの ERCP の有用性はあるが，それ以外では ERCP により膵炎を悪化させるため，施行すべきではない．

胆石性膵炎の診断と内視鏡的治療を考慮する場合はこの限りではない．胆道ドレナージ術を念頭に施行することは有用なことが多い．

→検査/肝胆/2/14 頁，検査/小外/2/72 頁

❾ 診療初期に消化管出血を疑う場合や，緑内障や前立腺肥大症の患者に，抗コリン薬を投与してはならない．

抗コリン薬による蠕動抑制作用のため，消化管出血の診断の遅れを生じたり，散瞳作用により眼圧の上昇や，膀胱平滑筋の収縮力が低下し，排尿障害が増悪する．

❿ 頸部の血管性雑音を聴取する場合には，内頸動脈穿刺を行ってはならない．

アテローム変性部に剝離を生じ血栓形成から，脳梗塞を生じるおそれがある．

⓫ 上部消化管内視鏡を食道内へ挿入する際に，喉頭部周囲で無理な操作を行ってはならない．

声門部を損傷すると，同部の浮腫によって気道狭窄を生じるおそれがある．熟練医による施行とする．

⓬ 注腸バリウム検査の施行中に高度の腸管狭窄を認めた場合には，狭窄部より口側に対し多量の注腸造影を行ってはならない．

狭窄部の口側腸管に多量のバリウムを注入すると，その後に排出されないバリウムによって狭窄部の閉塞を生じ，腸閉塞や腸管破裂の原因となる．

⓭ 高齢者に腸管洗浄目的にニフレック®を投与する場合，投与速度を速めてはならない．

高齢者では動脈硬化を有することが多く，ニフレック®投与による急激な腸管内圧上昇により虚血性大腸炎が誘発される危険がある．以下の ①，② の組み合せなどにより 1,000 ml/時を目安に，十分な観察下に投与する必要がある．

① 下剤併用によるニフレック®総投与量の減少，

投与速度の減少.
　②あらかじめ数日間の低残渣食投与とマグコロール P® などの下剤併用.

→検査/老年/4/53 頁

心臓・血管外科

❶ ペースメーカ植え込み患者に，MRI 検査を行ってはならない．

MRI（magnetic resonance imaging）は，強力な磁場を必要とし，スキャン中には電磁波（RF：radio-frequency）を発生する．この磁場や電磁波によってペースメーカがマグネットモードになったり，MRI のパルスに同期し速い周期の刺激が発生する危険性があり，心室細動を誘発する原因となりうる．

→検査/循内/2/2 頁，検査/神内/3/23 頁，検査/脳外/1/56 頁，検査/放射/1/94 頁

❷ ヨード過敏症の患者に，血管造影検査を行ってはならない．

造影剤にはヨードが含まれており，ショックを起こす．検査前のアレルギーに対する十分な予診が大切である．少量の造影剤テストでもショックを起こすことがある．

→検査/肝胆/5/15 頁，検査/泌尿/3/88 頁

❸ 発熱などの活動性感染症が基礎にあるときに，心臓カテーテル検査を行ってはならない．

感染症の増悪の危険がある．また，感染性心内膜炎では，弁に疣贅が付着している症例があり，塞栓症の合併の危険がある．

→検査/循内/5/3 頁

❹ 動脈瘤や拍動性の腫瘤に対しての試験穿刺を行ってはならない．

拍動性の腫瘤は，動脈そのものか動脈と交通している可能性があり，穿刺を行うと出血や破裂の危険がある．

→検査/循内/4/3 頁

❺ Stanford 分類 A 型の急性大動脈解離の患者に冠動脈造影検査を行ってはならない．

Stanford 分類 A 型の急性大動脈解離では上行大動脈に解離が存在するため，カテーテルにより解離を進行させ，冠動脈閉塞，大動脈弁閉鎖不全，心タンポナーデなどの重篤な合併症を引き起こす危険があるため禁忌である．

→検査/循内/3/2 頁

❻ ペースメーカ植込み患者に，胸部 CT 検査を行ってはならない．

ペースメーカ本体に，X 線が連続的に照射されると，ペースメーカがオーバーセンスの状態となり，徐脈・心停止を起こす危険性がある．

❼ ビグアナイド系糖尿病薬を服用中の患者に，血管造影（造影剤を用いた検査）を行ってはならない．

　腎機能低下のある患者では，重篤な副作用（乳酸アシドーシス）を起こす危険性が増加する．検査前後での休薬が必要．

小児外科

❶ 新生児期の上部消化管検査では，特に食道閉鎖症や小腸閉鎖症においてガストログラフィン®による造影検査を行ってはならない．

ガストログラフィン®は気管に誤飲された場合には重篤な肺炎を引き起こすことが知られており，唾液を誤嚥する可能性のある疾患では使用禁忌である．また，消化管閉塞においても，腸内に貯留したガストログラフィン®が，腸管から水分を管腔内に移動させ，腸閉塞症状を悪化させるおそれがあるので禁忌である．さらに，ガストログラフィン®は浸透圧が高いため，細胞外液が消化管内へ移動してショックを起こすことがある．

食道閉鎖症においては，経鼻チューブ先端が上部食道盲端部で反転する coil up sign で十分に診断が可能である．

❷ 活動性の膵炎のある患児に，内視鏡的逆行性胆管膵管造影（ERCP）を行ってはならない．

活動性の膵炎のある患児に ERCP 検査を行うと，膵管内圧を上昇させ，膵炎を悪化させる．膵炎が消退してから，検査を行う．

→検査/肝胆/2，検査/消外/8/66頁

❸ 尿路感染，特に腎盂腎炎が活動中の患児に排泄性膀胱尿道造影を行ってはならない．

小児の不明熱あるいは腎盂腎炎の原因のなかで，膀胱尿管逆流現象の占める割合は高い．尿路感染が活動中の膀胱尿管逆流症の患児に排泄性膀胱尿道造影を行うと，かえって細菌に圧をかけて押し込むことになる．炎症が消退してから本検査を行うべきである．

❹ 急性の下痢を伴う一般状態不良の患児に，麻酔性の鎮痛薬や止痢薬の投与，およびバリウムの注腸検査を行ってはならない．

このような患児では，上記の処置により中毒性巨大結腸症を惹起する危険性がある．

小児の急性腸炎では，細菌性の場合には腸管蠕動を抑制する薬剤投与によって，腸内細菌の異常増殖により病状が悪化するおそれがある．特に病原性大腸菌（O157）の場合には致死的ともなりうる．

全身性の抗生物質の投与や，必要に応じて洗腸などの処置を行う．

❺ 呼吸困難をきたしているボホダレックヘルニアを確定診断するために，消化管造影を行ってはならない．

診断は単純 X 線写真で十分である．造影剤により，胃，小腸が膨張し，肺，縦隔を圧迫することに

より呼吸困難を増強するため，行ってはならない．

整形外科

❶ 脊髄造影検査においては，関節造影や血管造影などに用いる造影剤は，使用してはならない．

血管造影剤ウログラフィン®による脊髄刺激により全身痙攣を起こし，死亡する場合がある．脊髄，馬尾および髄膜への毒性のない造影剤を必ず使用する(イオヘキソール，イオトロランなど)．髄液への注入後にその浸透圧に変化が少ないことも重要な点である．イオタラム酸ナトリウム使用による痙攣や意識障害が過去において多数例報告されている．

→検査/放射/3/94 頁

❷ 脊髄造影検査後はなるべく安静を取らせ，head down してはならない．

造影剤は高比重液なので，頭を下げると造影剤が脳に達し，痙攣，頭痛，嘔吐，めまいなどをきたすことがあり，死亡例の報告もある．

→検査/神内/7/25 頁

❸ 頭蓋内圧亢進のある患者に，腰椎穿刺を行ってはならない．

脳ヘルニアを起こし，痙攣発作を起こしうる．
やむをえず行う必要があるときには，前もって脳 CT を撮り，ヘルニアを生じるような頭蓋内占拠性病変(SOL)がないことを確認のうえ，マンニトール，

グリセオール®などの浸透圧性利尿薬を点滴静注しながら，細い穿刺針を用いて，ゆっくりと行う．
→検査/神内/1/22 頁，検査/血内/4/26 頁，検査/脳外/2/56 頁，検査/小児/2/81 頁，検査/眼科/3/83 頁，検査/救急/2/109 頁

❹ 外傷性頸椎損傷が疑われるとき，頸椎の動態 X 線撮影を行ってはならない．

外傷によって生じた脊髄への圧迫や，脊柱の不安定性が動態撮影によって増強し，脊髄神経麻痺を発生あるいは増悪させる可能性が高いからである．やむをえない場合は，透視下で，注意しつつゆっくりと動態撮影を行い，不安定性が認められればすみやかに中止する．

❺ 手舟状骨骨折を見落としてはならない．

この骨折は見落とされやすく，骨癒合しにくいものとして有名なもので，手関節の嗅ぎたばこ窩(anatomical snuffbox)の圧痛がある場合，必ず X 線撮影を多方向で撮ったり，1～2 週間後に再撮影したりして確定診断をつけるべきである．そうしないと，治療期間が長引いたり，偽関節となる可能性が大である．

❻ 金属過敏性に対する問診や過敏性皮膚テストを行わずに，内固定金属材料を臨床に応用してはならない．

　脊椎インストゥルメンテーションや骨折に対する固定材料，さらに人工関節など，金属素材を内固定材料として使用することが多い．術後に術創周囲の皮膚に発赤や腫脹がみられるが，金属に対する過敏症によることもある．欧米では，用いる金属素材に対する過敏性テストは必須のこととされており，わが国でも励行する必要がある．

形成外科

❶ 悪性黒色腫を疑う皮膚黒色斑を生検する場合，黒色斑を部分切除してはならない．

悪性黒色腫の場合，手術侵襲による血行転移をきたすおそれがある．また，部分切除では深達度などが正確に診断できない．全切除生検が原則である．

→検査/皮膚/1/84頁

❷ Allenテストが陽性の患者に，橈側前腕皮弁を挙上してはならない．

橈側前腕皮弁は，手への橈骨動脈の血流を犠牲にする．Allenテスト陽性の患者では尺骨動脈による代償がなく，手の血流が悪化する．

❸ 頬骨骨折の治療においては，術前術後の視力検査を怠ってはならない．

頬骨骨折では，骨折線がときに視束管近傍に及ぶことがある．この場合，受傷時や骨折整復後に偏位骨片，血腫などにより視神経が圧迫され，失明をきたすことがある．頬骨骨折など，骨折線が眼窩骨にかかる場合は，術前術後に視力検査を行うべきである．

産科・婦人科

❶ 妊娠の可能性がある場合，子宮内操作を行ってはならない．

子宮内膜細胞診，組織診は妊娠の可能性があれば行ってはならない．妊娠反応も受精後2週間は陰性である．

❷ 急性の骨盤内炎症患者に，子宮鏡および子宮卵管造影法を行ってはならない．

特に，子宮腔内に急性炎症が存在する場合には，炎症が広範囲に波及し，症状が悪化する可能性がある．

❸ 排卵後（黄体期）に骨盤内および消化管のX線検査を行ってはならない．

この時期は常に妊娠の可能性があり，X線被曝による胎児の子宮内死亡，または催奇性が問題となる．月経開始後10日以内の施行が原則である（10 days rule）．ただし，妊娠の可能性が100%否定できる場合は，この限りでない．

→検査/放射/13/99頁

❹ 一部充実部分を含む卵巣腫瘍に，穿刺細胞診検査を行ってはならない．

充実性卵巣腫瘍の約70%は悪性であり，穿刺細胞診検査により悪性細胞の腹膜播種をきたすおそれが

あるため禁忌である．

❺ 医師1人で内診してはならない．

　どんなに忙しくとも，内診には看護師を立ち会わせる．診療の介助が目的であるが，後でトラブルが起きないように看護師のいるところで内診する．

前房の浅い患者に，散瞳薬を投与してはならない．

　散瞳により急性緑内障発作を起こすことがある．散瞳薬を投与する前には，前房が浅くないことを確認することが必要である．できれば，隅角鏡検査によって安全に散瞳ができることを確認することが望ましい．

　散瞳によって緑内障発作を起こす可能性のある患者には，前もってレーザー虹彩切開術，虹彩切除術を行う．普通，散瞳薬にはトロピカミド（ミドリン®）を使用するが，ネオシネフリン（ネオシネジン®）を使用すると，ピロカルピン（サンピロ®）により縮瞳をさせ，発作を軽減することができるともいう．

フルオレセインに対してアレルギーのある患者に，蛍光眼底造影検査を行ってはならない．

　フルオレセインに対する強いアレルギー反応を起こす患者がある．最近は，フルオレセインの純度が上がったためかショック状態に陥るような重篤な合併症は減少しているが，十分な注意と準備のもとに行うべき検査である．

小児科

❶ 消化管穿孔の疑われる児に，消化管[造影]を行ってはならない．

重症の消化性潰瘍，新生児壊死性腸炎[…]が発症から 24 時間以上経過している例[…]時にすでに穿孔している可能性がある．[…]症例で造影剤を用いた消化管造影を行う[と…]で腹腔内に造影剤と腸内容物がもれ，[…]ショックを起こし，重篤な状態となるこ[…]

→検査/消内/1/9 頁，検査/一外/2/54 頁，[検査/]3/64 頁，検査/放射/5/95 頁

❷ 頭蓋内圧亢進の疑われる児に，髄液[穿刺を]行ってはならない．

著明な頭蓋内圧亢進のある場合や穿刺[部位に異常]のある場合には，髄液穿刺は禁忌である．[明]らかな頭蓋内圧亢進症状（うっ血乳頭や大[泉門膨隆]）のあるときに髄液穿刺を行うと，脳ヘル[ニアを起こす]ることがある．

穿刺前に必ず眼底検査を行い，うっ血乳[頭が出]ているときは髄液圧の上昇は検査しなくて[も明らか]なので，診断上大きな価値がない．

→検査/神内/1/22 頁，検査/血内/4/26 頁，検[査/]2/56 頁，検査/整外/3/75 頁，検査/眼科/3/[…，検]査/救急/2/109 頁

❸ 乳頭浮腫のある患者に，腰椎穿刺を行ってはならない．

乳頭浮腫（papilledema）とは，脳圧亢進による視神経乳頭の腫脹をいう．乳頭浮腫のある患者に腰椎穿刺を行うと小脳扁桃ヘルニア（tonsillar herniation）を起こし，死にいたることがある．
→検査/神内/1/22 頁，検査/血内/4/26 頁，検査/脳外/2/56 頁，検査/整外/3/75 頁，検査/小児/2/81 頁，検査/救急/2/109 頁

❹ 流行性角結膜炎患者の外来診療は，暗室内で行ってはならない．

アデノウイルスによる流行性角結膜炎は，眼科領域における最も重大な院内感染の原因となりうる．暗室内での診察は行ってはならない．診察は原則として明室で行い，検査も最小限にする．視力測定により，検査員の手指を介して院内感染を引き起こす可能性も考える必要がある．

皮膚科

❶ 悪性黒色腫またはそれを疑うときは，広範囲切除術の準備なしに，皮膚生検や部分切除を行ってはならない．

全摘手術が原則であるが，やむをえず皮膚生検や部分切除を行う場合には，確定診断後のすみやかな治療の準備をしたうえで行うべきである．上記の準備ができない場合には，それができる皮膚科専門医に紹介する．

→検査/形外/1/78 頁

❷ 皮内テストは，救急処置の準備なしに行ってはならない．

即時型アレルギーの検査では，アナフィラキシーショックを起こす可能性がある．スクラッチテスト，プリックテストも同様である．
in vitro の検査(薬剤リンパ球幼若化試験など)を行う．やむをえず皮内テストを行う場合には，少なくとも複数の医療スタッフをそろえてから行うべきである．

❸ 重症型薬疹の原因薬剤の検索で，内服試験を行ってはならない．

Stevens-Johnson 症候群，中毒性表皮壊死症などの重症型薬疹では，少量内服試験でも誘発されることがあり，危険である．薬剤パッチテストあるいは

薬剤によるリンパ球幼若化試験を行い，陰性であっても，最終的に薬剤の中止，あるいは代替薬の使用が可能であれば，内服試験は施行しない．

❹ 薬剤内服テストは，少なくとも 48 時間の監視の準備なしに行ってはならない．

薬疹は，その皮疹の種類により発現するまでの時間に差異がある．特に，アナフィラキシー反応や蕁麻疹を呈した薬疹のテストを行う場合には，救急処置の準備をし，厳重な監視下で実施するべきである．

パッチテストあるいは薬剤リンパ球幼若化試験を行い，参考とする．

❺ 薬疹の原因検索では，いままで塗布，内服，注射により症状の発現がなかった薬剤を，原因ではないと除外してはならない．

それまで用いていたために，抗体が産生されることもある．必要に応じて，薬剤リンパ球幼若化試験，パッチテストなどを行い判断すべきである．摂取した薬剤すべてを，常に記録しておくべきである．

❻ 化粧品による接触皮膚炎では，貼布(付)試験で陰性でも，その物質が原因でないとしてはならない．

化粧品はもとより，露出部(顔面，胸部，前腕など)に塗布した外用薬などによる接触皮膚炎では，光線の関与が考えられる．したがって，貼布試験 (パッ

チテスト)だけでは不十分で,光貼布試験(光パッチテスト)も必要である.

　化粧をしないようにしてもらう.使用する前に,前腕などでパッチテストを行うべきである.できるだけ同一メーカーの化粧品類を用いるように注意する.

❼ 10～20％水酸化カリウム(KOH)溶液を用いた直接検鏡をせずに,抗真菌薬を使用してはならない.

　熟練した皮膚科医であっても,足白癬と異汗性湿疹,掌蹠膿疱症などとの鑑別に苦慮することが多い.一度,抗真菌薬を外用あるいは内服してしまうと,KOH 陽性率が低下するため,経過によっては鑑別がさらに困難な状況に陥ってしまう.十分な根拠をもって白癬の治療にのぞむべきである.

❽ RAST 陽性(または陰性)のみでその物質をアレルゲンである(または,アレルゲンではない)と決めつけてはならない.

　RAST はきわめて簡便にできるアレルゲン検査である.しかし,実際には偽陽性や偽陰性があることが知られている.また,特に食物アレルギーでは食物の代謝産物や添加物がその原因となることがある.アレルゲンの決定には慎重な問診と RAST,皮内テスト,場合によっては誘発試験を行って決定する.

→検査/膠ア/18/45頁

❾ 安易にアレルギー誘発試験を行ってはならない.

　誘発試験にはアレルゲン吸入試験や食物摂取試験などがあり, これでアレルギー反応が生じれば, ほぼ確実にアレルゲンと証明でき, 有用な検査である. しかし, 実施に際してはきわめて強いアレルギー反応が生じるおそれがあり, アナフィラキシーなど生命に危機が及ぶ可能性もある. したがって, 行うときは場合によっては入院のうえ, 必要最小限のアレルゲンを用い, 特にスクラッチテスト, 皮内テストなどを行う即時型アレルギーの誘発試験では, 救急処置の準備をしたうえで実施すべきである.

→検査/膠ア/19/45頁

泌尿器科

❶ 尿路感染症による膿尿がみられるときには，十分な抗菌治療をすることなく，前立腺の触診，膀胱尿道内視鏡，生検などを行ってはならない．

細菌が血中に移行して敗血症となる危険が大きい．これらの検査は，細菌培養検査による確認と抗菌治療後に施行すべきである．それまでは，臨床経過や症状，経腹的超音波検査やCTなどの画像診断などを参考にする．

→検査/感染/3/49頁

❷ 精巣腫瘍に生検を行ってはならない．

腫瘍細胞の血中移行による転移形成の危険性がある．

❸ ショックや呼吸困難などを含むヨード過敏症反応に，十分な対応が可能でない設備や状況で，排泄性尿路撮影などのヨードを含む造影剤の血管内投与を行ってはならない．

ヨード過敏症反応の発生を正確に予測することは困難であり，微量の投与でも，重篤な過敏症反応を生じうる．また過去の投与において，過敏症反応が認められなくても，その後の投与での安全が保証されるものではない．造影検査の必要性と安全性について，慎重に検討し対応することが望まれる．

→検査/心外/2/69 頁,　検査/肝胆/5/15 頁

❹ 前立腺触診直後の採血で,前立腺腫瘍マーカーの値を判定してはならない.

過度の前立腺触診の刺激で前立腺腫瘍マーカーの上昇がありうるので,判定には適さない.必要であれば,前立腺の触診後数日間以上してから再検する.

❺ 腎腫瘍の診断のために生検を行ってはならない.

腎細胞癌は出血しやすく,血行性転移を誘発する危険性が危惧されるので,なるべく生検は避ける.画像診断で情報が不十分な場合には,必要に応じて細径針による穿刺吸引細胞診を考慮する.

❻ 禁欲期間を考慮せずに精液検査を行ってはならない.

特に精子数を調べる場合には,禁欲期間を考慮する必要があり,通常3〜5日の禁欲後に精液を採取する.さらに2カ月以内に再検するのがよい.

❼ 特に成人女性の場合に,自然尿で尿路感染の判定を行ってはならない.

腟などからの細菌や膿球の混入を避けるために,清潔中間尿採取法や,カテーテル導尿法が求められる.

❽ 尿などの細菌培養検体は採取した後,長時間放置してはならない.

　尿などの採取に際しては,多くの場合,常在菌(尿では外陰部や尿道の常在菌)が混入する.検体を採取した後に室温で長時間放置すると,感染症の原因菌のみならず,常在菌も増殖し,場合によっては原因菌の数を上回るため,正しい検査結果が得られない.

　常温に置くよりは,冷蔵庫に置いておくほうが静菌状態が保たれやすい.特に死滅しやすい淋菌の検出を目的とするときには,検体の一部を細菌培養容器に移しておく.

→検査/腎内/9/21 頁,検査/感染/8/50 頁

耳鼻咽喉科

❶ 若年者の上咽頭部腫瘤性病変に,生検を安易に行ってはならない.

思春期男性に好発する血管線維腫は,生検時に大出血する危険性がある.出血に対処できる態勢を整えてから施行する.

上記疾患が疑われる場合は血管造影,MRアンギオグラフィ(MRA)を行い,栄養血管を同定して塞栓術を施行し,この後に全身麻酔下に処置を行うべきである.

→検査/口外/2/108頁

❷ 口腔・咽頭の腫大に対して,安易に口腔内より穿刺,切開してはならない.

血管性の病変では大出血をきたし,気道に流入して呼吸障害を起こす.血管性の病変が疑われる場合には,口腔内からではなく,できるだけ頸部からエコーガイド下にアプローチすべきである.

❸ 人工内耳埋め込み患者に,電磁刺激を加えてはならない.

人工内耳の埋め込み電極は,多チャネルのコイル構造できわめて微細である.強大電流により電極部の破損,または電極装着部の神経組織欠損を生ずる可能性がある.電気メスなどの電気刺激や,過大電流発生の可能性のある磁場への曝露(MRI)などを避

けなくてはならない.

→検査/放射/1/94 頁

❹ 嗅裂(上鼻道)の病変を安易に生検してはならない.

解剖学的に嗅裂(上鼻道)は脳からの病変が鼻腔に突出している可能性のある部位である.これを誤って鉗除すると硬膜損傷,クモ膜損傷を起こし,髄液漏となる.また,損傷が大きく脳実質にまで及んでいると頭蓋内血腫などさらに重篤な状態となる.頭蓋内からの病変(神経膠腫,脳ヘルニア)をMRIなどで除外してから行う.

❺ 頰部腫脹の患者で,副鼻腔腫瘍・囊胞が疑われる症例に,顔面皮膚から試験切開を行ってはならない.

副鼻腔腫瘍などで顔面・頰部の腫脹がある場合,この直上から試験切開を行うと,同部位から腫瘍が皮膚に浸潤する可能性がある.

また副鼻腔囊胞では,鼻腔側への交通が再開するまで瘻孔が持続する可能性がある.唾液腺部の腫脹でも同様で,皮膚からの組織診を行う場合には,針生検にとどめるべきである.

❻ 頸部腫瘤に対して,いきなり外切開による生検を行ってはならない.

頸部の腫瘤性病変に対しては,針生検を優先する.

できればエコーガイド下に行うと精度が高くなる．癌のリンパ節転移や悪性腫瘍の場合には，腫瘍に切り込むことによってリンパの流れが変わるので，予後が悪くなる．

❼ 顔面の生検を安易に行ってはならない．

　顔面神経の走行部位，深さを念頭に入れて，顔面神経麻痺を起こさないように細心の注意で対処する．

放射線科

❶ ペースメーカや埋め込み型除細動器あるいは神経刺激装置など,埋め込み型の体内電子装置類を装着している患者に,MRI 検査を行ってはならない.

これらの電気回路,機械部品は MRI で使用される磁気,電磁波で誤動作や破損,加温が起こりうる.そのため,MRI 検査が原因と推定される死亡例の報告や加温による組織損傷が報告されている.

→検査/循内/2/2 頁, 検査/神内/3/23 頁, 検査/脳外/1/56 頁, 検査/心外/1/69 頁, 検査/耳鼻/3/91 頁

❷ 大腸のイレウスが疑われる患者に,バリウムによる上部消化管造影を行ってはならない.

バリウムでの上部消化管造影は,水分吸収によりバリウムの凝固をきたすおそれがあり,イレウスの増悪の可能性が高い.水溶性ヨード造影剤(ガストログラフィン®)で行うべきである.この場合,凝固することはないが,造影効果は悪くなる.小腸でのイレウスの場合は,バリウムで造影しても小腸内で凝固することはない.

→検査/消外/4/65 頁

❸ 脊髄造影に,イオン性造影剤を使用してはならない.

イオン性造影剤は神経刺激性が強く,脊髄腔内に

投与されると，重篤な副作用を出現させることが多い．非イオン性造影剤でも神経毒性や浸透圧の高いものは敬遠され，日本で脊髄造影の造影剤として認められているのは，イオトロランとイオヘキソールだけである．

→検査/整外/1/75頁

❹ 消化管穿孔が疑われる患者に，バリウムによる造影検査を行ってはならない．

バリウムは消化管穿孔部位から腹腔内にもれると，腹腔内では吸収されずバリウムによる腹膜炎を生じる．量が多ければ開腹して洗浄が必要になる場合もある．

やむなく造影が必要であれば水溶性ヨード造影剤（ガストログラフィン®）を使用する方法もある．

→検査/消内/1/9頁，検査/一外/2/54頁，検査/消外/3/64頁，検査/小児/1/81頁

❺ 消化管造影の前処置として，前立腺肥大の患者に抗コリン薬を投与してはならない．

アトロピン，スコポラミン（ハイスコ®）などの抗コリン薬は泌尿器系に対しては膀胱を拡張させるため，括約筋や前立腺の収縮が増強される．したがって排尿障害の増悪をきたす．

→検査/呼内/7/6頁，検査/消内/4/10頁，検査/一外/4/55頁，検査/消外/9/66頁

❻ 消化管造影の前処置として，緑内障の患者に抗コリン薬を投与してはならない．

緑内障患者に抗コリン薬を投与すると，副交感神経遮断作用により隅角部線維柱帯を通る房水流出を低下させ，緑内障を悪化させる．特に狭隅角緑内障は絶対禁忌である．

→検査/呼内/7/6 頁，検査/消内/4/10 頁，検査/一外/4/55 頁，検査/消外/9/66 頁

❼ 重篤な甲状腺疾患のある患者に，ヨード系造影剤を投与してはならない．

甲状腺は生体内のヨード量変動に対してホルモン産生などの機能調節を行っているが，重篤な甲状腺疾患がある場合にはこの自己調節機能が低下していると考えられる．ヨード造影剤投与によるヨード過剰に対して自己調節メカニズムが機能できず，症状が悪化するおそれがあり，臨床的にも甲状腺機能異常（おもに亢進症）の発現および増悪の報告がみられる．重篤な甲状腺疾患のある患者では，機能の悪化が起こった場合にはより重大な結果をまねくおそれがあるので，このような状態にある患者への造影剤投与は差し控えるべきである．

❽ ヨードアレルギーのある患者にヨード造影剤の投与をしてはならない．

ヨードアレルギー患者に対するヨード造影剤投与

は重篤な副作用の誘因となる．死亡例も多数報告されており，最も注意すべき問診項目である．

造影剤アレルギーの場合は薬剤を変更すれば対応できることがあるが，ヨードアレルギー患者へのヨード造影剤投与は絶対禁忌である．患者のカルテに，副作用情報が一目瞭然な印をつけるとか，二重，三重の安全対策を講じるべきである．万が一投与してしまったときは最悪の場合(アナフィラキシーショック)への対応をすべきである．

❾ 高度ないし末期腎障害患者に Gd 造影剤を投与してはならない．

Gd 造影剤は通常の使用量では腎毒性が低い事から腎障害患者に多用されてきたが，Gd 造影剤投与による NSF(腎性全身性線維症)が 2000 年に公式に報告された．NSF は腎障害を有する患者に発症し進行は不可逆的であり，有効な治療方法がない．したがって，発症の予防が重要であり，NSF 発症の危険性の高い高度ないし末期腎障害患者(透析患者も含む)に Gd 造影剤の投与が行われなくなった．

❿ 経口抗凝固薬(ワルファリン)の服用患者には，生検を行ってはならない．

抗凝固薬を使用している患者では，生検により出血が止まらないことがあり，ときとして致命的にもなる．抗凝固薬使用患者に生検を行うときは，抗凝固薬を中止してから行うべきである．トロンボテス

トで，少なくとも50％以上が目安である．

⓫ 腎不全患者に，ヨード造影剤を使用してはならない．

脈管に投与されるヨード造影剤の大部分は，腎臓から排泄される．腎臓に対する造影剤の浸透圧毒性，化学毒性，脱水の程度により腎機能悪化が予想される．

透析患者であれば透析前に造影することは可能である．腎機能障害患者へ造影剤投与を行う場合，リスクファクターとして血清クレアチニン1.5～2.0 mg/dl以上としている報告が多い．また造影剤最大投与量の目安として次式が参考になる．

最大投与量(ml) = 5 ml × BW(kg) / クレアチニン値．ただし，最大300 mlまで．

⓬ 多発性骨髄腫の患者に，ヨード造影剤を投与してはならない．

造影剤が腎臓から排泄される過程で尿蛋白と結合し，尿細管閉塞をきたし腎不全が生じたという例が報告されている．したがって，多発性骨髄腫の患者では腎機能障害のリスクが高いことを認識し，造影検査が必要な場合には患者の脱水状態を十分に改善してから行い，検査後の腎機能異常にも注意を払う必要がある．古いタイプのイオン性造影剤は，蛋白結合性が高く，ベンス・ジョーンズ蛋白と結合し，それが尿細管を閉塞して腎毒性が増強されると考え

られていたが，現在使用されている造影剤はベンス・ジョーンズ蛋白とほとんど結合しないと報告されている．

→検査/血内/6/27 頁

⓭ 妊娠中もしくは妊娠可能な女性に対して，安易に放射線診断を行ってはならない．

放射線被曝は成人よりも胎児に対してその影響が大きい．特に妊娠 8 週までの胎芽期では，胚死亡，奇形などの影響が出やすい．また胎児被曝を避ける意味から，妊娠可能な女性の下腹部の放射線検査は生理開始から 10 日以内に検査を行うことが望ましい(10 days rule)とされてきた．

胎児への影響に確率的影響(閾値なし)と非確率的影響(閾値あり)があるが，現在はたとえ妊娠初期でも通常の放射線診断で影響を及ぼす可能性はまずないとされている．発癌などの確率的影響でも，疫学的に 200 mSv 以下の被曝では発癌の報告はない．ただし，妊娠初期に IVR など被曝の多い検査を行った場合は胎児への影響はありうる．

→検査/産婦/3/79 頁

⓮ 脱水および誤嚥しやすい患者に対しては，安易に水溶性消化管造影剤(ガストログラフィン®)を投与してはならない．

ガストログラフィン®は浸透圧が高いため脱水の増悪の可能性がある．このため投与前後に輸液など

が必要である．また誤嚥した場合も，浸透圧により肺水腫や誤嚥性肺炎となる危険がバリウムより高いため，このような患者にはバリウムを使用すべきである．小児，高齢者への投与については特に注意が必要である．

⓯ 腎機能の低下している患者に，安易に経静脈性の造影検査を行ってはならない．

経静脈性に造影剤を投与した場合，浸透圧や成分により尿細管，糸球体への影響がある．腎機能が低下している場合には，それをさらに悪化させる誘因となりうる．造影が必要な場合には，検査終了後に十分な輸液と，利尿をつけさせることが重要である．

→検査/腎内/5/20頁

⓰ 脱水傾向のある患者に安易に経静脈性の造影剤を使用してはならない．

経静脈性造影剤は生理食塩水に比べて浸透圧が約3〜6と高く，浸透圧利尿を引き起こす．脱水がある場合にはさらに悪化させるため，十分な輸液を行ったうえで造影を行うべきである．

脱水患者に造影剤投与し急性腎不全を惹起した症例報告がある．また，検査前の絶飲食が長かった場合に副作用発現率が高くなるとする報告や，絶食により即時型副作用発現率の増加傾向を認めた報告，あるいは水分負荷により副作用の発現率が減少したとの報告もある．とにかく脱水症の患者は輸液を十

分に行うことが重要である.

⓱ 脳動脈瘤クリッピング術後患者など,ステンレスなどの磁性体を用いた患者にはMRI検査を行ってはならない.

磁性体が存在すると,MRI装置の磁場の影響で固定された位置に存在すべきクリップなどが移動し,重篤な症状を呈する可能性がある.特に脳動脈瘤の場合には動脈瘤のクリップが移動し,クモ膜下出血を起こした例が1993年に報告されている.

近年の動脈瘤クリップは磁性体のものは使用していないが,古い手術例は磁性体のクリップが使用されている可能性がある.最近のクリッピングであれば問題はないと考えられるが,検査前の十分な問診と磁性体の種類を確認すべきである.

→検査/神内/3/23頁

⓲ 金属類(装具,義歯,装飾品など)を着けたままMRI検査を行ってはならない.

鉄などの磁性体はMRIコイルに吸着され,思わぬ事故や機械の故障の原因となる.ベッドや酸素ボンベなどの重量物による場合には死亡事故も発生しているので,特に注意が必要である.

⓳ 刺青やパーマネントアイライナーをしている患者にMRIを行ってはならない.

刺青やパーマネントアイライナーには金属粉が含

まれているため，RFパルスの影響でやけどの可能性がある．検査前に十分な問診が必要である．

特に黒っぽい刺青やアイライナーは注意が必要で，刺青をもつ患者にMRI検査を行いやけどを誘発した症例報告がある．やむをえず検査を行う場合は，刺青部分のやけどに十分注意し，患者への十分なインフォームドコンセントと，検査中に患者が熱感を訴えたらただちに検査を中止できる態勢を整えて行う．

⓴ 閉所恐怖症のある患者に，MRI検査を行ってはならない．

このような患者の場合，安静が保てず良好な検査が期待できないばかりか，患者への精神的苦痛を強いることになる．

鎮静薬投与後に行えば検査可能なこともあり試みるべきである．また，低磁場になるがオープン型のMRIであれば検査可能な例が多い．

㉑ マクログロブリン血症の患者に，安易に造影剤を投与してはならない．

通常の尿路・血管用造影剤は，粘稠度が生理食塩水と比べ3〜5倍高く，血液粘稠度が上昇しているような病態では血栓形成の誘因となりやすい．

→検査/血内/6/27頁

㉒ 褐色細胞腫の患者に，グルカゴンを使用してはならない．

消化管造影の前投薬として使用されることの多いグルカゴンは，褐色細胞腫のクリーゼを引き起こすことがあるので使用してはならない．

→検査/内分/4/30頁

㉓ 褐色細胞腫の患者に，選択的血管撮影（静脈撮影など）を安易に行ってはならない．

急激な血圧上昇をきたすことがあるが，やむをえず行う場合には，即効性のα遮断薬であるフェントラミン（レギチーン®）および塩酸プロプラノロールなどのβ遮断薬の十分量を用意して行うべきである．

→検査/内分/16/35頁

㉔ 喘息や，造影剤アレルギーの既往のある患者に，造影剤を使用してはならない．

造影剤のアレルギーは，他の薬剤性アレルギーと同様予測が難しい．しかし過去に造影剤アレルギーや喘息の既往がある患者では高い頻度で出現する．これらの患者への投与は，可能な限り回避すべきである．もし造影剤を使用する事となったら喘息の有無，アレルギーの有無にかかわらず，常にアナフィラキシーショックに対応できる準備が必要である．救急カート，緊急時連絡体制の再確認が重要である．

㉕ ヘモクロマトーシスの患者に，フェルモキシデス(MRI 用肝臓造影剤)を投与してはならない．

静注用鉄含有製剤共通の注意事項であり，フェルモキシデスに含まれる鉄により症状が悪化する場合があるため禁忌と添付文書に記載されている．ただし，文献的には症状悪化の報告はない．

㉖ 重篤な肝障害のある患者に，造影剤(CT，血管撮影などの血管内投与造影剤)を投与してはならない．

数は少ないが，造影剤の投与による肝障害増悪例が報告されている．重篤な肝障害のある患者ではより重大な結果をまねくおそれがある．次項の心疾患とともに造影剤投与の原則禁忌例とされている．

㉗ 重篤な心障害のある患者に，造影剤(CT，血管撮影などの血管内投与造影剤)を投与してはならない．

造影剤投与により不整脈，頻脈，血圧低下，徐脈などの報告があり，また心障害患者は一般患者に比し重篤な副作用発現率が 2〜3 倍高くなると報告されている．やむをえず造影を行った場合は十分な循環機能管理が必要である．

❷❽ テタニーの患者に，ヨード造影剤（CT，血管撮影などの造影剤）を投与してはならない．

一般にテタニー患者では，低カルシウム血症が発作状発現の引き金となることがある．ヨード造影剤投与により血中カルシウム濃度は一過性に低下することが知られているので，症状が悪化するおそれがあり，注意する必要がある．血清カルシウム値の十分な管理が必要である．

❷❾ 潰瘍性大腸炎などの大腸急性炎症疾患が疑われるときには，注腸検査を行ってはならない．

潰瘍性大腸炎の急性期，虫垂炎など，その他の炎症性疾患でも，注腸造影にて炎症を増悪させることがあり，腸管穿孔などの重篤な合併症を起こすことがある．もし行うならば，急性期が過ぎてから行うべきである．

やむをえず行う場合は炎症の増悪，穿孔に対処が必要である．造影剤は水溶性のヨード造影剤（ガストログラフィン®）を使用し，圧をかけすぎないことが重要である．

❸⓪ 体内ペースメーカや埋め込み型除細動器にCT等で連続した照射を行ってはならない．

連続した X 線照射により体内ペースメーカ等にリセットやオーバーセンシングなどの不具合が生じ

る事があり，該当する検査の照射野に含まないようにする工夫する必要がある．

㉛ ヒグアナイド系糖尿病薬を服用して患者に安易にヨード造影剤を使用してはならない．

　ヒグアナイド系糖尿病約が重篤な乳酸アシトーシスを引き起こした報告があり注意が必要．ヒグアナイド系糖尿病薬は乳酸からの糖新生を抑制する事で血糖値を低下させるが，腎障害があると乳酸の排泄が遅延し乳酸アシドーシスが出現しやすくなる．

　そのため，ヨード造影剤を使用時にはヒグアナイド系糖尿病薬の休薬が推奨されている，

麻酔科・ペインクリニック

❶ Allen テストをしないで橈骨動脈にカニューレーションを行ってはならない．

終動脈などで側副血行が確保されていない場合には，動脈穿刺により血行障害をきたし，手指の壊死の危険性がある．

Allen テストの結果，橈骨動脈などへの穿刺がためらわれる場合には，足背動脈などを検討する．ただし，橈骨動脈の側副血行を証明(パルスオキシメーターなど)できれば，必ずしも Allen テストの必要はないとも考えられる．

歯科・口腔外科

❶ Basedow 病（Graves 病）患者や高度甲状腺障害患者の唾液腺造影で，ヨード含有造影剤を使用してはならない．

ショックを起こすため，危険である．

❷ 口腔内の血管腫に生検してはならない．

大量出血をきたす．
→検査/耳鼻/1/91 頁

❸ アレルギーの既往のある歯科用局所麻酔薬の皮内テストを行ってはならない．

ショックを起こすため，危険である．

❹ 造影剤のアレルギー検査をせずに，唾液腺造影を行ってはならない．

造影剤に対するアレルギーの発生頻度は少ないが，その反応は重篤で，死にいたることがあるため，慎重に行わなくてはならない．造影剤はヨード系なので造影するなら検査は必要である．

救命・救急科

❶ 外傷による出血性ショック患者では，検査に時間を費やしてはならない．

重症外傷者の救命のうえで最も重要なことは止血である．出血源の確認や他臓器損傷の有無を調べるためには十分な検索が必要であるが，来院後，加温した細胞外液2L程度の急速輸液にもかかわらずショックが進行し意識が低下し，低体温，代謝性アシドーシスの進行がみられれば，緊急開胸，開腹による止血術，重症骨盤骨折ではTAEや圧迫止血を優先させる．さらに左開胸・大動脈遮断，大動脈バルーンを追加する．

❷ 頭蓋内圧亢進が予想される患者に，安易に髄液検査（腰椎穿刺）を行ってはならない．

頭蓋内圧亢進がある場合に腰椎穿刺を行うと，脳ヘルニアを引き起こす危険性が高い．クモ膜下出血，頭蓋内感染症の鑑別などのため髄液所見を得なければならないときには，例外的にごく少量の髄液採取がありうるが，少量の採取でも，穿刺後に硬膜外腔に髄液がもれる可能性があることを知っておかねばならない．やむをえず行う場合には，熟練した医師が，なるべく細い穿刺針を使用して行う．

→検査/神内/1/22頁，検査/内内/4/26頁，検査/脳外/2/56頁，検査/整外/3/75頁，検査/小児/2/81頁，検査/眼科/3/83頁

❸ うっ血性心不全患者へ,頭部低位の体位で中心静脈穿刺を試みてはならない.

前負荷を軽減すべき状況で上体を下げると,うっ血性心不全・肺水腫が増悪し,一気に低拍出・低酸素状態にいたる.起座位のままで内頸静脈・大腿静脈ルートから留置を試みる.同様に,気管挿管ができれば,座位のまま経口・経鼻ルートにて挿管を試みる.

❹ ショックを呈する外傷患者の初期評価では,胸部(正面),骨盤(正面)X線写真とFAST(Focused Assessment with sonography for trauma)を怠ってはならない.

JATEC™では,プライマリーサーベイにおいて,胸腔内出血,腹腔内出血,骨盤骨折に伴う後腹膜出血の有無を上記3つの検査にて確認し,それが出血性ショックの原因と考えられる場合には,止血処置を優先すべきである.

❺ バイタルサインの不安定な外傷患者ではA(気道),B(呼吸),C(循環)の安定を得ないまま,頭部外傷の評価のために頭部CT検査を行ってはならない.

脳の二次性障害を避けるために,脳への十分な酸素とブドウ糖(脳血流)の供給は必要である.ABCを安定化させた後に,はじめて頭部CTで脳外傷の評

価を行うよう心がける．

❻気道熱傷が疑われる患者では，気管支鏡を怠ってはならない．

　気道熱傷は，それ自体で三次救急医療施設への搬送適応となる．顔面や鼻毛が焼けていれば必ず気管支ファイバーで声門・気管支を観察し，発赤，腫脹が強ければあらかじめ気管挿管を行っておき，後に気管支ファイバーを再度施行し抜管を考慮する．上気道の閉塞症状が出現した後では気管挿管は不可能である．その場合には緊急気管切開を行う．

リハビリテーション科

❶ 血小板が $2\times10^4/\mu l$ 以下の場合は，伸長を伴う関節可動域訓練を行ってはならない．

血小板数が低下している場合には，関節可動域訓練を行うと出血を起こしやすい．$2\sim5\times10^4/\mu l$ の値では慎重に訓練を行う．

❷ 針筋電図検査に使用する針は，Creutzfeldt-Jakob 病，肝炎，HIV 感染の患者に使用後は，破棄しなくてはならない．

ディスポーザブルの針電極を用いる．

❸ 針筋電図検査は，血友病や出血性素因のある患者では行ってはならない．

検査を行う場合には，あらかじめ出血時間，トロンボプラスチン時間，プロトロンビン時間などを測定する．検査後は刺入部位の圧迫と安静を保つ．

循環器内科

❶ 左冠動脈主幹部病変に対し,待機的に経皮的冠動脈インターベンション(PCI)を行ってはならない.

　PCI施行中に広範囲の心筋が虚血に陥るためショックとなることがある.また,急性冠閉塞を起こした場合に,患者を救命できないこともある.非梗塞部位に広範に側副血行路を出している冠動脈病変に対するPCIも,左主幹部病変と同様,禁忌である.ただし,急性心筋梗塞で同部位が責任病変である場合には,救命のためにPCIを行う場合もある.

❷ 二枝閉塞している患者で,残り一枝の冠動脈狭窄に対し,待機的にPCIを行ってはならない.

　PCI施行中に残存心筋が虚血に陥るためショックとなる.また,急性冠閉塞を起こした場合には救命できない.ただし,①と同様に急性心筋梗塞で同部位が責任病変である場合には,このかぎりではない.

❸ 心房細動の電気的除細動時には,心電図のR波に同期させずに通電してはならない.

　心室の受攻期に通電が行われた場合,心室細動を誘発することがある.そのため,必ずR波に同期させて通電する.

治療編

 本書では，絶対的禁忌(その医療行為によって患者さんが死，もしくは不可逆的な障害をまねくもの)，ならびに相対的禁忌(それほどの危険性はないものの，医療上，通常，行ってはならないもの)と2つに分けて医療禁忌を定義した．ただし，各分野においては適応や条件によって一律に規定できるものではなく，緊急時にやむをえず選択されるなどの例外があることを前提としている．
　絶対的禁忌項目：背景が色地のもの
　相対的禁忌項目：背景が無地のもの

❹ 意識のある患者に体外式直流通電を行ってはならない．

体外式直流通電は，必ず静脈麻酔により意識状態を低下させてから行う．

❺ 心房細動で左房内血栓が明らかな例では，電気的除細動を行ってはならない．

脳塞栓など，重篤な塞栓症を起こす危険がある．そのため心腔内血栓の存在が疑われる場合には，経食道心エコー検査などで確認すべきである．

❻ 房室伝導障害を伴った洞不全症候群患者のペースメーカ植え込みに際し，心房ペーシング(AAI)を選択してはならない．

洞不全症候群患者に AAI は生理的なペーシングモードであるが，房室ブロックがある場合には禁忌である．

❼ 大動脈閉鎖不全または大動脈解離を伴う心不全に，大動脈内バルーンパンピング(IABP)を使用してはならない．

大動脈閉鎖不全では，パンピングによる拡張期圧の上昇がかえって左室への逆流量を増加させる．大動脈解離では解離を進行させ，破裂の危険性もあるため禁忌である．また，大腿動脈まで解離している例では，偽腔にパンピングを挿入してしまう危険も

ある.

→治療/心外/3/330 頁

❽ 僧帽弁狭窄症で心房内血栓のある患者では,経皮的経静脈的僧帽弁交連切開術(PTMC)を行ってはならない.

心房内のカテーテル操作により血栓を遊離させ,塞栓症を起こす危険がある.

→治療/心外/5/331 頁

❾ 出血性疾患や出血傾向のある患者に, 血栓溶解療法や抗凝固療法を行ってはならない.

急性心筋梗塞などで血栓溶解療法や抗凝固療法を行う際には, 出血の可能性を常に考慮し, その危険性が高い場合には行わない.

❿ 急性左心不全では, β 遮断薬を投与してはならない.

急性左心不全では生体の代償機構により交感神経系が活性化され, 血行動態を保っているため, β 遮断薬の投与により病態が急激に悪化する. 一方, β 遮断薬が拡張型心筋症など慢性心不全患者にも投与され, 予後を改善することが知られているが, この場合もごく少量から開始し, 心不全が増悪しないことを確認しながら徐々に増量していく必要がある.

基本的に急性左心不全や心不全の非代償期には β 遮断薬は投与せず, 他の薬剤(利尿薬, 強心薬, 血

管拡張薬など)を用いて治療する．

⓫ WPW 症候群に伴う心房細動にジギタリス，非ジヒドロピリジン系 Ca 拮抗薬(ベラパミル，ジルチアゼム)を単独で投与してはならない．

これらの薬剤は房室結節の不応期のみを延長し，結果的に副伝導路の伝導を促進してさらに心拍数が速くなり，心室細動となる可能性がある．加えて Ca 拮抗薬により血圧はさらに低下してショックとなる．

→治療/心外/14/334 頁

⓬ QT 延長を伴う多形性心室頻拍(torsade de pointes)に Ia 群抗不整脈薬(キニジン，プロカインアミド，ジソピラミドなど)および Ⅲ 群作用(K チャネルブロッカー)のある薬剤(ソタロール，ベプリジル，アミオダロンなど)を投与してはならない．

Ia 群抗不整脈薬および Ⅲ 群作用のある薬剤は QT 時間をさらに延長させ，病態を悪化させる．

⓭ 気管支喘息を合併する高血圧または狭心症患者に，β遮断薬を投与してはならない．

$β_2$ 受容体の遮断作用により気管支の攣縮が起こり，喘息発作を誘発する危険性が高まる．気管支喘息はもちろん，その他の閉塞性呼吸器疾患でもβ遮

断薬の投与は避ける．β1 受容体選択性のある薬剤でも慎重であるべきである．

→治療/呼内/10/129 頁，治療/神内/7/171 頁，治療/消外/39/327 頁，治療/心外/12/333 頁，治療/麻酔/24/446 頁

⓮ 妊婦または妊娠の可能性のある女性に，ワルファリンを投与してはならない．

血栓症，塞栓症の治療や予防にワルファリンがしばしば投与されるが，催奇形作用があり，また出血による胎児死亡をきたすので，妊婦には禁忌である．

→治療/血内/21/189 頁，治療/心外/11/333 頁，治療/産婦/28/380 頁

⓯ 妊婦または妊娠の可能性のある女性の高血圧に，アンジオテンシン変換酵素（ACE）阻害薬やアンジオテンシンⅡ受容体拮抗薬（ARB）を投与してはならない．

ACE 阻害薬および ARB で，胎児死亡，羊水過少症，腎不全，奇形や発育遅延などが生じるとの報告があるため禁忌である．また，乳汁中へ移行するため，授乳中も投与を避けるべきである．

⓰ 徐脈性不整脈を認める急性期患者の血圧管理において，ジルチアゼム（ヘルベッサー®）を投与してはならない．

ジルチアゼムは洞房および房室伝導を抑制し，徐

脈をきたすため,徐脈性不整脈(心拍数 50/分以下),Ⅱ度以上の房室ブロック,うっ血性心不全を認める例では禁忌である.

⓱ 心タンポナーデにおいて心膜穿刺などで心嚢液をドレナージする場合,急速に大量の排液を行ってはならない.

大量の急速なドレナージにより心室拡張障害(特に右室)が改善,右室の拍出量が増加して肺循環血液量が急激に増えるが,肺血管床の拡張がこれに追従できず,肺水腫をきたすことがある.

⓲ 高齢者の高血圧患者に,急激な過度の降圧を行ってはならない.

急激な過度の降圧により,脳血流が低下して脳梗塞を引き起こすことがある.

⓳ 植え込んだペースメーカの近くで,電気メスを使用してはならない.

ペースメーカ本体およびリードが破損するおそれがある.また,電気メスによる電磁波の影響でペーシング刺激が抑制されたり,非同期モードとなることがある.

⑳ 右室梗塞による低血圧に，輸液を行わずにカテコールアミンなどの昇圧薬を投与してはならない．

右室梗塞は右室の収縮不全により肺循環に血液が送られないため，左室の前負荷が低下した状態であり，そのために心拍出量が低下している（Forrester の subset Ⅲ）．治療は輸液が第 1 選択であり，十分な輸液を行うが，その際，Swan-Ganz カテーテルを用いて血行動態をモニターしながら治療することが望ましい．

㉑ 狭心症患者では，β遮断薬を急に中止してはならない．

β遮断薬を急に中止すると，リバウンドにより狭心症が増悪したり，心筋梗塞を発症することが知られている．そのため β 遮断薬は徐々に減量中止する．

㉒ 感染性心内膜炎が疑われる場合には，血液培養を行わずに抗生物質を安易に投与してはならない．

不用意に投与した抗生物質により，血液培養で起炎菌が検出されにくくなる．そのため抗生物質を投与する前に，必ず血液培養を複数回行い起炎菌の検出に努める．

㉓ 異型狭心症に，β遮断薬を単独で用いてはならない．

$β_2$遮断作用により α 受容体の機能が相対的に優位となり，冠動脈の収縮を誘発する可能性がある．そのため，異型狭心症（血管攣縮性狭心症）の治療にはカルシウム拮抗薬が第1選択である．β遮断薬が必要な場合にも必ずカルシウム拮抗薬を併用投与する．

㉔ 狭心症を伴う高血圧患者に，ヒドララジンを投与してはならない．

ヒドララジンなど直接血管を拡張させる薬剤は，降圧に伴い反射性に交感神経を緊張させ，心臓の仕事量を増加させる．そのため，狭心症のある患者に単独で投与すると，発作を誘発することがある．あえて投与するときには，β遮断薬を併用する．

㉕ 肥大型閉塞性心筋症（HOCM）に，強心薬，カテコールアミン，ニトログリセリンを投与してはならない．

強心薬，カテコールアミンは左室の収縮力を増強して流出路の圧較差を増悪させる．ニトログリセリン投与では，血管拡張作用により静脈灌流が低下するため左室容量も減少し，結果的に左室流出路の狭窄が増強する．

→治療/消外/6/317 頁，治療/心外/13/334 頁

㉖ 洞不全症候群に伴う発作性心房細動や上室性頻拍(徐脈頻脈症候群)に，ペースメーカ治療を行わず，ジギタリス，β遮断薬，非ジヒドロピリジン系 Ca 拮抗薬(ベラパミル，ジルチアゼム)，抗不整脈薬を投与してはならない．

上記の薬剤で頻脈は抑制可能であるが，洞停止などの徐脈はさらに悪化して長い心停止を誘発することがあるため，徐脈に対してはペースメーカのバックアップが不可欠である．そのため，徐脈に対してペースメーカの植え込みを行ってから，頻脈に対して上記薬剤を投与する．

㉗ ブロックを伴う発作性心房頻拍(PAT with block)ではジギタリスを投与してはならない．

通常はジギタリス中毒で認められる不整脈で，異所性自動能亢進による心房頻拍と，陰性変伝導作用による房室ブロックが合併した病態である．そのため輸液でジギタリスの排泄を促進させるとともに，頻脈の場合にはカルシウム拮抗薬で心拍数をコントロールし，徐脈の場合には一時的ペーシングを行う．

㉘ 閉塞性動脈硬化症のある患者に，β遮断薬を安易に投与してはならない．

$β_2$遮断作用により相対的に $α$ 受容体機能が優位

になり，血管収縮を生じて血行障害が増悪するおそれがある．

㉙ 高齢心不全患者では，ループ利尿薬などで急激に大量の利尿をつけさせてはならない．

脱水による血液濃縮で血栓形成を促進させ，脳血栓塞栓症などを起こす危険性がある．そのため利尿薬は少量ずつ，尿量をチェックしながら使用する．

→治療/老年/25/269 頁

㉚ 高カリウム血症を認める患者に，アンジオテンシン変換酵素(ACE)阻害薬やアンジオテンシンⅡ受容体拮抗薬(ARB)を投与してはならない．

ACE 阻害薬や ARB の投与で血清カリウムはさらに上昇することがあるため，すでに高カリウム血症を認める例には使用すべきではない．

㉛ 緑内障(閉塞隅角)を併発する狭心症患者に，硝酸薬を投与してはならない．

硝酸薬は脈絡膜の血管を拡張させ，その容積を増大させて眼圧を上昇させるため，閉塞隅角緑内障で眼圧のきわめて高い場合は避けるべきである．

㉜ 緑内障や前立腺肥大のある不整脈患者に，硫酸アトロピンや抗コリン作用のある抗不整脈薬(ジソピラミド，ピルメノール，シベンゾリンなど)を投与してはならない．

抗コリン作用により房水通路が狭くなり，眼圧がさらに上昇する．また，抗コリン作用による膀胱平滑筋の弛緩，膀胱括約筋の緊張により尿閉や排尿困難が悪化するおそれがある．

→治療/心外/31/339 頁，治療/麻酔/54/455 頁

㉝ 出血性ショックなど，循環血液量が減少している状態で，ノルエピネフリンを用いてはならない．

ノルエピネフリンは血管収縮作用が強く，末梢循環不全を増強する．輸血，輸液による治療が第 1 選択である．

→治療/心外/33/339 頁，治療/麻酔/62/457 頁

呼吸器内科

❶ 緊張性気胸の患者を,安静のみで様子をみてはならない.

緊張性気胸では胸腔内への大量空気のリークのために,胸腔内圧が大気と比べて陽圧となっている.本病態と判断した場合には,すみやかに胸腔ドレナージを行う.

→治療/一外/5/272 頁

❷ 上大静脈症候群患者に,上肢から大量輸液を行ってはならない.

上大静脈症候群では上大静脈閉塞のため,上半身の静脈圧が上昇し,うっ血の状態にある.さらに,上肢から大量の輸液を行うとこの状態が助長され,高度の脳浮腫をきたす.特に,急性に上大静脈症候群を生じた患者では,側副血行路の形成が乏しいため,注意を要する.

→治療/呼外/15/304 頁

❸ 喘息重積など気道狭窄状態での喘鳴の減弱・消失所見を,発作が軽快していると考えてはならない.

喘鳴は気道狭窄と気流のバランスで出現する.気道狭窄が高度になったり,気流が著しく減少しても喘鳴は減弱することを念頭におく.患者の症状の推移をよく観察しながら判断することが必要である

(喘鳴が弱く,あるいは消失したが,呼吸困難が悪化している).

❹ 未処置の気胸症例の人工呼吸管理は行ってはならない.

気道内圧は大気と比べて陽圧となっているために,胸腔への空気のリークが助長されやすく,緊張性気胸の誘因あるいは増悪因子となる.

→治療/呼外/17/304 頁, 治療/救急/5/476 頁

❺ 重症呼吸障害のある患者に対する中心静脈カテーテル挿入の際には,穿刺部位として鎖骨下静脈を第1選択としてはならない.

鎖骨下静脈穿刺の重篤な合併症に気胸があり,呼吸不全など,重篤な呼吸機能障害のある患者にとって生命予後にかかわる問題となりうるので,熟練者以外が施行する場合には,避けることが望ましい.片肺の機能障害が高度である場合には,健側肺の側からの鎖骨下静脈穿刺は避ける.

❻ CO_2 蓄積をみる呼吸不全患者に,不用意に精神安定薬を投与してはならない.

呼吸不全は低酸素血症のため,呼吸中枢刺激が健常人より高まっている. CO_2 蓄積をみる場合には,肺胞低換気が存在しており,この状態で精神安定薬などの呼吸中枢刺激を低下させる薬剤が投与されると,肺胞低換気が助長され,さらに CO_2 蓄積,低酸

素血症が進行する．その結果，呼吸性アシドーシス，呼吸不全の悪化をみる．

❼ CO_2蓄積をみる呼吸不全患者に，吸入酸素濃度を急に上げてはならない．

特に CO_2 蓄積を伴う呼吸不全では，低酸素性ドライブで呼吸中枢が刺激されている．しかし，吸入酸素濃度を急激に増加させると，急速に動脈血酸素分圧（PaO_2）が高まるために，呼吸中枢刺激が減弱する．その結果，肺胞換気量が減少し，かえって CO_2 蓄積が悪化し，呼吸性アシドーシスを招来する．原則として，肺胞低換気が存在する場合には，吸入酸素濃度は徐々に増加させていく．しかし，酸素は生体にとって必須であり，基本的には低酸素血症の是正を主眼におき，その結果，CO_2 蓄積傾向が改善しなければ，NIPPV などの人工呼吸器の装着を考慮すべきである．

❽ 高 CO_2血症を伴う呼吸不全患者に，人工呼吸器を用いて急激に $PaCO_2$を正常化させてはならない．

呼吸器系の酸－塩基平衡は，HCO_3^- と $PaCO_2$ のバランスで規定される．HCO_3^- を調節する代謝性代償が作動するのに数日から 1 週間かかる．したがって，急激に人工換気量を増加させて $PaCO_2$ を正常化しようとすると，逆に呼吸性アルカローシスとなることがあり，この際には不整脈や痙攣などが招来さ

れることがある．

　pH をみながら徐々に動脈血二酸化炭素（炭酸ガス）分圧（$PaCO_2$）を低下させる．

❾ アスピリンにより誘発される喘息患者に対しては，解熱鎮痛薬インドメタシンも使用してはならない．

　アスピリン喘息患者はアスピリン（アスピリン®，ミニマックス®，サリチゾン®）だけでなくアスピリン誘導体（バファリン®），インドメタシン（インダシン®，インテバン®，イドメシン®），ジクロフェナクナトリウム（ボルタレン®），スルピリン（メチロン®），メフェナム酸（ポンタール®）などの多くの酸性解熱鎮痛薬によってもアラキドン代謝に影響を及ぼして，ロイコトリエンを増加させ，喘息発作を誘発する．また，湿布などの局所療法も発作を惹起しうる．一方，やむをえない場合にはアセトアミノフェン（ピリナジン®，アンヒバ®，アルピニー®，カロナール®），フェナセチン，塩酸チアラミド（ソランタール®）などの塩基性抗炎症薬を考慮するが，これらの薬剤も慎重に適応を考えるべきである．アスピリン喘息では高率に鼻ポリープを合併する．また，アスピリン喘息は終生治癒しないといわれている．

→治療/膠ア/6/224頁

❿ 気管支喘息患者に，β遮断薬を投与してはならない．

β遮断薬投与により，副交感神経優位となるために，喘息患者では発作が誘発されることがある．点眼など局所療法の際にも注意を要する．喘息以外に，心不全，徐脈，刺激伝導障害を有する症例のなかには，β遮断薬が禁忌の場合がある．

→①治療/循内/13/117 頁，②治療/神内/7/171 頁，治療/消外/39/327 頁，治療/心外/12/333 頁，治療/眼科/3/387 頁，治療/麻酔/24/446 頁

⓫ 伝染性単核症患者に対して，ペニシリン系抗生物質を投与してはならない．

本症にペニシリン，特にアンピシリンを投与すると多くの患者に皮疹をみる．原因が溶連菌と本症との鑑別がつかない急性咽頭炎の場合には，ペニシリン系抗生物質は避ける．安易に抗生物質を使用しない．

→治療/血内/28/191 頁，治療/感染/3/249 頁

⓬ 前立腺肥大のある患者に，安易に抗コリン薬の吸入を行ってはならない．

通常の抗コリン薬の吸入では，血中から薬剤は検出されない．しかし，高度の前立腺肥大や緑内障の患者では増悪させることがある．特に，間違って緑内障患者の目に直接かかると，緑内障を急速に悪化

させる.

❸ インフルエンザ脳炎・脳症の患者には，ジクロフェナクナトリウムを含む解熱薬（ボルタレン®など）を投与してはならない．

ジクロフェナクナトリウムを投与した場合，インフルエンザ脳炎・脳症の患者の死亡率が有意に高いこと，またジクロフェナクナトリウムは血管内皮の修復に関与する酸素を抑制する作用が強いことが海外の臨床的研究において報告されている．

→治療/感染/5/249 頁

❹ 開放性結核患者に接触したという理由だけで，健常成人に対してただちに化学療法を行ってはならない．

排菌者との接触は，必ずしも発病を意味しない．2 カ月以内に胸部 X 線写真を撮影し，問題がなく，かつ無症状ならば，曝露の程度に見合った検診で経過観察を行う．曝露時間が長く，インターフェロンγ応答測定（QuantiFERRON TB）が陽性のものは予防投与を検討する．

❺ 検体からメチシリン耐性黄色ブドウ球菌（MRSA）が検出されても，ただちに化学療法を開始してはならない．

本菌は個体によっては常在するため，菌の検出だけでは疾患としての感染症の存在を意味しない．し

たがって,本症が成立する背景・助長因子が存在し,感染の所見〔病巣局所からの菌の検出,病巣局所の感染所見,発熱,血球増多,C反応性蛋白(CRP)陽性あるいは悪化〕を評価して,慎重に診断を下す.

⑯ 呼吸器疾患に対する禁煙の効用は少ないと指導してはならない.

経年的な肺機能の生理的低下の傾向は,喫煙者は非喫煙者と比べて強い.より若年で禁煙をしたものほど肺機能の低下が少ない.慢性閉塞性肺疾患,肺癌では喫煙との関連が証明されている.これらの疾患では圧倒的に喫煙者が多い.

酸素吸入中の喫煙は常軌を逸脱しており,顔面の熱傷,火災が問題となる.酸素そのものは燃えないが,延焼を助長する.

⑰ 昏睡など意識障害のある患者に,マスクを用いた非侵襲的人工呼吸を行ってはならない.

呼吸のトリガーが確実に作動しないこと,誤飲の危険があるため,意識障害のある患者では気道を確保した後に人工呼吸を行う.

⑱ 気胸症例の脱気の際には,最初から強い陰圧で吸引を行ってはならない.

数日を経過した気胸では,肺虚脱のために肺血管床の変化が存在すると考えられている.この状態で急激に陰圧で肺を再膨張させると,肺胞内に水腫液

がリークすることがある(再膨張性肺水腫). まず水封式の脱気から開始する.

⓳ 大量胸水貯留例では, 急速かつ大量の胸水を排除してはならない.

循環動態の変化による低血圧や 18 で述べた再膨張性肺水腫が出現しうる. まず水封式の脱気から開始する.

→治療/消外/17/321 頁, 治療/救急/25/483 頁

⓴ 気管支喘息患者に吸入や点滴治療が開始されても, 患者の観察を怠ってはならない.

吸入薬やステロイドなどの防腐剤やステロイドに含まれるコハク酸エステルが, 気道攣縮を誘発, 増悪させることがある. 注意深い問診(「救急室で治療を受けたにもかかわらず, 病状が悪化した」ことがあるなど)と患者観察が必要である.

㉑ MRSA に対して, セフェム系抗生物質を投与してはならない.

MRSA は細胞質膜のペニシリン結合蛋白の遺伝子異常があり, セフェム系抗生物質が細胞質膜と結合できないため, 細胞質膜の破壊が生じない. このような状態でセフェム系抗生物質を使用すればするほど強い耐性を獲得してしまう.

㉒ 呼吸筋力低下や CO_2 蓄積を伴う呼吸不全患者に，大量のリン酸コデインを投与してはならない．

本剤は鎮咳作用が最も強力であるが，呼吸抑制作用もある．したがって，上記病態に大量に本剤が投与され呼吸抑制が発生すると，肺胞低換気状態が悪化することになる．β遮断薬，ワルファリン，三環系抗うつ薬により本剤の作用が増強するので注意を要する．

㉓ 不用意に長期にわたる高濃度酸素吸入を行ってはならない．

48 時間を超えて 50～60%以上の濃度の酸素を吸入すると，酸素による肺障害が発生しうる．この障害は重篤で，予後を左右する．酸素含量は 1.34×動脈血酸素飽和度(SaO_2)(%)×ヘモグロビン(Hb)濃度(g/dl) + 0.003×PaO_2(Torr)で求められる．著しく高い動脈血酸素分圧(PaO_2)よりは，適切な SaO_2 を維持することが必要である．

㉔ 虚血性心疾患，高血圧，不整脈，頻脈，甲状腺機能亢進の合併をもつ患者の気管支喘息発作の治療には，エピネフリン(ボスミン®)皮下注を安易に行ってはならない．

上記合併症を有する患者の気管支喘息発作に対してエピネフリンを投与すると，合併症の悪化をきた

しうる．高齢者ではこれらの合併症の既往がなくとも，本剤投与で顕在化することがあり，基本的には本剤は使用しないほうが安全である．

前述の合併症はエピネフリンだけでなく，他のβ刺激薬でも同様のことが起こりうるので，注意を要する．

㉕ 気管支喘息の患者に対して，塩酸モルヒネを大量に使用してはならない．

本剤は気管支平滑筋攣縮作用がある．特に，種々の疼痛対策として本剤は欠くことのできない薬剤であるため，気管支喘息患者への本剤投与は慎重に行う必要がある．

→治療/麻酔/61/457 頁

㉖ 前立腺肥大や緑内障のある患者に，抗ヒスタミン薬を投与してはならない．

抗ヒスタミン薬は，臨床的に前立腺肥大，緑内障を有する症例ばかりではなく，症状の顕在化していない場合も，尿閉や頭痛をきたすことがある．問診上でこれらの疾患の存在が明らかになれば，本剤は禁忌である．

→治療/皮膚/43/406 頁，治療/耳鼻/26/435 頁

㉗ テオフィリンは心不全で半減期が延長するため，投与量の減量を怠ってはならない．

テオフィリンは喫煙で血中半減期が減少,心不全,

肺水腫，肝硬変，肺炎では延長する．血中からの排泄は種々の薬剤に影響される．目安として，縦軸の値が2ならば投与量を1/2に，0.5ならば投与量を2倍にする．血中濃度をモニターする．

㉘ テオフィリンを急激に大量投与してはならない．

テオフィリンは有効血中濃度(10〜20 μg/ml)が狭い．また，年齢，喫煙，背景疾患，併用薬剤により血中濃度が影響を受けやすいので，適宜，血中濃度をモニターする必要がある．

㉙ 中等度以上の肝機能障害のある患者では，リファンピシン投与を安易に行ってはならない．

リファンピシンは結核，非結核性抗酸菌症だけでなく，レジオネラ肺炎など他の感染症にも投与される．リファンピシンの最も注意を要する副作用は，肝障害である．投与前から肝障害のある患者では，急激な肝障害の進行をきたすことがあるので，原則としては禁忌である．

㉚ 腎機能障害のある患者に対して，安易にストレプトマイシンを投与してはならない．

本剤の副作用として，前庭・聴力機能障害や腎機能障害がある．これらの合併症を有する患者に対する本剤投与は，相対的な禁忌である．

消化器内科

❶ 長期絶飲食中の患者に対して，高カロリー輸液をビタミン B_1 を投与せずに行ってはならない．

　ビタミン B_1 を投与せずに高カロリー輸液を行うと，血中のピルビン酸や乳酸が増加し，重篤なアシドーシスが起きる．最近の高カロリー輸液製剤にはビタミン B_1 があらかじめ添加されているため，通常欠乏症は起きないが，自分で組み合わせたオリジナルメニューで高カロリー輸液を行う場合には，ビタミン添加を忘れる場合があるので注意を要する．

❷ 上部消化管内視鏡検査ができない施設では，大量吐血患者に対して応急処置（初期対応）以上の治療を行ってはならない．

　診断や治療が遅れ，患者が死の転帰をとることがある．血管確保・輸液・輸血などの初期対応を施行しつつ，すみやかに検査と治療のできる施設に移送すべきである．いわゆる止血剤の有用性は証明されておらず，以前に投与されたアドナ，トランサミン，プレマリンなどの投与を行う積極的な理由はない．消化性潰瘍の場合の冷水による胃洗浄や，肝硬変患者の吐血に対する食道静脈瘤の破裂を想定したSengstaken-Blakemore 管（S-B チューブ）の挿入も，行うべきではない．プロトンポンプ阻害薬あるいは H_2 受容体拮抗薬の経静脈投与を行う意義はある．

❸ 潰瘍性大腸炎患者が中毒性巨大結腸症を併発した場合は，保存的治療により経過観察してはならない．

中毒性巨大結腸症は，放置すると致死率が30%程度と高いきわめて重篤な病態であり，患者を救命するために，すみやかに外科的治療を行う必要がある．

❹ 出血傾向のある患者に内視鏡的な観血処置，いわゆるポリペクトミー，粘膜切除術（EMR），粘膜下剥離術（ESD），内視鏡的乳頭切開術（EST）を行ってはならない．

① 肝硬変をはじめとするさまざまな原因による血小板減少症により出血傾向のある患者では，内視鏡的な観血処置後の出血の止血が困難であることが多いため，行う場合は処置前に血小板輸血が必要となる．② アスピリン®やワーファリン®をはじめ，種々の抗凝固薬を投与中の患者でも同様であり，一時的にそれらを中止し，血液凝固能の回復を待ってから内視鏡的処置を行うべきである．③ 特に，内視鏡的乳頭切開術（EST）の後は常に大出血の危険があり，かつ内視鏡的の止血が困難な場合が多い．EST を要する病態（総胆管結石など）で，閉塞性黄疸や胆道感染症など早急な処置を必要とする場合には，内視鏡的逆行性胆道ドレナージ術（ERBD）を先行して行い，出血傾向を是正した後に EST を施行する．状況によっては内視鏡的乳頭バルーン拡張術（EPBD）を

第1選択とする．④血友病などの患者においては，内視鏡的処置の直前に凝固因子製剤を補充すべきである．

抗凝固薬を短期間中止できる場合には，上記の処置は可能であるが，中止期間中に心筋梗塞などが発症するリスクを考慮する必要がある．重要なことは，抗凝固療法の対象となっている疾患と，内視鏡的処置のいずれを優先すべきかを，循環器などの専門医と十分協議してその適応を決定することである．

> ❺ 妊娠中あるいはその可能性のある若い女性に対して，NSAIDs による胃潰瘍の予防や治療を目的に，プロスタグランジン(PG)製剤(サイトテック®)を投与してはならない．

抗潰瘍薬として使用される PG 製剤(サイトテック®)は，腸管運動の亢進による下痢や下腹部痛のみならず，子宮収縮作用による流産を引き起こすため，妊娠中あるいはその可能性のある若い女性には禁忌である．若い女性に対する胃潰瘍の予防や治療には，子宮収縮作用のないプロトンポンプ阻害薬を用いる．

> ❻ B 型肝炎ウイルス(HBV)感染の既往のある患者にステロイドや抗癌剤を投与する場合は，抗ウイルス薬による治療および定期的な肝機能検査を怠ってはならない．

B 型肝炎ウイルス(HBV)は宿主の免疫学的監視

機構により増殖を抑制されており，ステロイドや抗癌剤はそのシステムを破綻させるおそれがある．ステロイドや抗癌剤による治療を行う患者では，HBVに関して必ず，HBs 抗原，HBc 抗体，HBs 抗体の3 者を測定する．HBs 抗原が陽性であれば，HBe 抗原，HBe 抗体，HBV-DNA 定量（PCR 法）を行い，エンテカビル（バラクルード）0.5 mg/日を投与する．HBs 抗原陰性で，HBc 抗体か HBs 抗体の少なくとも一方が陽性の場合，HBV-DNA 定量（PCR 法）を行い，陽性であればエンテカビルを 0.5 mg/日投与する．陰性なら化学療法中は 2 週間に 1 度はウイルスの定量と AST/ALT のチェックを行い，経過観察中にウイルスが陽性になったらエンテカビル 0.5 mg/日を開始する．この治療は，抗癌剤による治療終了後，6 カ月程度は継続する．

❼ 消化管閉塞症，腸管穿孔，中毒性巨大結腸症の疑いのある患者に，経口腸管洗浄薬（ニフレック®，ムーベン®，ビジクリア® など）を投与してはならない．

経口腸管洗浄薬を上記患者に投与した場合，腸管穿孔や腹膜炎などの重篤な合併症を起こすおそれがあり，禁忌である．高齢者では，便塊による腸閉塞（Fecal impaction）を起こしていることが多いため，必ず腹部触診を行い，腹部膨満があれば，すぐに経口腸管洗浄薬を用いた検査はせず，しばらく緩下剤や酸化マグネシウムなどで便通を整えた後に検査を

行う．消化管閉塞症の際には，微温湯による経肛門的腸管洗浄を行ってから，慎重にガストログラフィン®による造影検査や大腸内視鏡検査，あるいはCTによるバーチャルコロノスコピーを行う．

❽ 高齢者など，腎機能障害や心疾患(不整脈など)のある患者に，経口腸管洗浄薬(ビジクリア®)を投与してはならない．

経口腸管洗浄薬(ビジクリア®)は大量のリン酸を含み，短時間のうちに大量の水とともに服用させるため，低カルシウム血症から重篤な不整脈を起こすおそれがある．また尿中にリン酸が大量に排出されるため，急性リン酸腎症(腎石灰沈着症)や血尿などの腎障害を引き起こすことも報告されており，腎機能障害や心疾患(不整脈など)のある患者に投与すべきではない．本薬剤が通常の経口腸管洗浄薬に比較してのみやすいというアンケート調査結果はあるが，さまざまなリスクのある本薬剤は，大腸内視鏡検査の前処置薬として用いるべきではない．

❾ 急性期の消化性潰瘍患者に，出血傾向を助長する薬剤(凝固因子合成阻害薬，抗凝固薬，抗血小板薬)を投与してはならない．

出血傾向を助長する薬剤には，ビタミンK依存性凝固因子の合成阻害薬(ワーファリン®)，アンチトロンビンⅢの活性化を介する抗凝固薬(ヘパリン®)，および血小板凝集を阻害する抗血小板薬(ア

スピリン®,プラビックス®,パナルジン®,プレタール®,ドルナー®,エパデール®)がある.

これらの薬剤は,血栓形成や塞栓症の予防や治療を目的に用いられ,深部静脈血栓症,心筋梗塞,心房細動,脳梗塞,人工弁置換術後,冠動脈バイパス術後,冠動脈ステント挿入後などが適応となる.長期にわたって使用する必要があるので,ワーファリン®のような経口投与可能な抗凝固薬を用いる.

これらの薬剤を投与中に消化性潰瘍を発症した場合の対応は,可能であれば,出血の危険がなくなるまで一時的にこれらの薬剤を中止する.中止できない場合は,潰瘍から出血している場合は,内視鏡的止血治療を行った後にプロトンポンプ阻害薬を投与する.

なお,抗血小板薬の作用機序を以下に略述する.アスピリン®は,シクロオキシゲナーゼ-1(COX-1)の選択的阻害により,血小板内で生成されるトロンボキサン A_2 合成を抑制して,血小板凝集を抑制する.プラビックス®は,血小板の P2Y12 タイプの ATP 受容体を阻害することにより,抗血小板作用を示す.パナルジン®は,肝での代謝物が血小板のアデニル酸シクラーゼを活性化し,血小板内 cAMP 産生を高め,細胞内 cAMP 濃度が上昇し,血小板凝集能を抑制する.プレタール®は,血小板の cAMP ホスホジエステラーゼを特異的に阻害して,細胞内 cAMP 濃度を上昇させ,抗血小板作用を示す.ドルナー®は,プロスタグランジン I_2 誘導体であり,血

小板のプロスタサイクリン受容体を介して細胞内cAMP濃度を上昇させ,抗血小板作用を示す.エパデール®は,血小板膜リン脂質のイコサペント酸含量を増加させ,膜のアラキドン酸代謝の阻害により,トロンボキサン A_2 産生を抑制し,抗血小板作用を示す.

❿ 救命のために輸血が必要な消化管大量出血患者であっても,患者が宗教的理由から輸血を拒否した場合には,輸血をしてはならない.

輸血を行えばインフォームドコンセントの原則に違反する.輸血を行わないという制約のなかでできる限りの救命治療を行うべきである.輸血以外の救命のために必要と考えられる検査や手術であっても,患者が拒否する場合には,行ってはならない.過去の裁判の判例では医療者側の敗訴となっている.

→治療/血内/6/185頁

⓫ ベンズブロマロン(ユリノーム®)は,肝障害のある患者に投与してはならない.

尿酸排泄促進薬ユリノーム®による劇症肝炎などの重篤な副作用が報告されたため,2000年に肝障害のある患者は投与禁忌とされた.投与開始前に肝機能検査を実施し,肝障害のないことを確認し,投与開始後6カ月間は必ず定期的な肝機能検査を行うことと,添付文書が改訂された.

→治療/代内/7/212 頁

⓬ 電話や手紙で癌の告知を行ってはならない．

患者にとって重大な意味をもつ情報の受け渡しは，慎重に行うべきであり，電話や手紙による告知は絶対に行ってはならない．生検結果や画像診断結果を患者に知らせる場合にも，癌あるいは癌の再発や転移と診断された場合に，その結果を電話や手紙で患者に知らせてはならない．配偶者や他の家族への告知も同様である．そのような場合には，再度受診するように伝え，直接患者や家族と対面して行う必要がある．初診時に告知に関するアンケートが行われることが多いが，その回答を鵜呑みにして真実をありのままに説明すると，しばしば問題となる．

⓭ 腎不全や透析中の患者に，アルミニウム含有の胃粘膜保護薬（アルサルミン®など）や制酸薬（マルファ液®など）を長期間投与してはならない．

アルミニウム含有製剤は，長期投与によりアルミニウム骨症や脳症が出現する可能性があり，腎不全や透析患者では蓄積するため禁忌である．

→治療/腎内/3/156 頁，治療/消外/12/319 頁

⓮ 診断の確定していない腹痛患者に対し，鎮痛目的で非ステロイド性抗炎症薬(NSAIDs)を投与してはならない．

腹痛の原因が消化性潰瘍，炎症性腸疾患，大腸憩室症等の場合，出血を助長し，病態を悪化させることがある．速やかに診断のための諸検査を行い，診断に応じた適切な治療を行う．

⓯ 褐色細胞腫の疑いのある患者に，スルピリド（ドグマチール® など）を投与してはならない．

褐色細胞腫患者に胃十二指腸潰瘍や抑うつ状態に対して用いられる抗ドパミン薬であるスルピリドを投与すると，作用機序は不明だが，腫瘍からカテコールアミンが大量に遊離し，昇圧発作を起こすことが知られている．同様の反応が起こるため，グルカゴンも褐色細胞腫患者には禁忌である．

⓰ 消化性潰瘍の活動期に，非ステロイド系消炎鎮痛薬(NSAIDs)を投与してはならない．

NSAIDs は内因性プロスタグランジン(PG)の合成を抑制するため，潰瘍の増悪により穿孔を起こすおそれがある．この副作用は坐薬や外用薬であっても同様に起きる．消化性潰瘍による痛みは通常 PPI や制酸薬の投与によりすみやかに軽快するが，どうしても鎮痛が必要な場合は，(適応外であるが)ペン

⑳ シメチジン(タガメット)やラニチジン(ザンタック)などの H_2 受容体拮抗薬を投与中の患者には，飲酒を控えるように指導しなければならない．

H_2 拮抗薬のシメチジンやラニチジンは，胃粘膜アルコール脱水素構想(ADH)を阻害してエタノールの吸収を高め，さらに肝内の ADH を阻害して代謝を遅延させ，飲酒中の血中エタノール濃度を上昇させる．これらを投与中の患者では急性アルコール中毒が発現する可能性があるので，禁酒か節酒をするように指導する必要がある．

㉑ 潰瘍性大腸炎患者が禁煙した場合，その経過に注意しなければならない．

禁煙により大腸炎の増悪をみることがあるとされる．そのため禁煙させないほうがいいという意見があるが，全結腸型の潰瘍性大腸炎では，長期経過観察中に大腸癌の発生の危険があるため，大腸癌のリスクファクターであるタバコは，禁煙を勧めるべきであろう．

㉒ 感染性腸炎に対して，強力な止痢薬(ロペミン，コデインなど)を投与してはならない．

下痢は病原微生物を排除するための生体の防衛反応である．強力な止痢薬の使用により，病原微生物あるいはその産生する毒素(Vero 毒素など)の排出

タゾシン，ブプレノルフィン，オキシコドンのような麻薬類似鎮痛薬を短期間用いる場合がある．

→治療/膠ア/34/236頁，治療/消外/35/326頁

⓱ 不整脈患者やむち打ち症の患者に，エピネフリン加高張食塩水(HES)を用いた内視鏡的粘膜切除術(EMR)/内視鏡的粘膜下剥離術(ESD)を行ってはならない．

不整脈患者や交感神経緊張状態にあるむち打ち症の患者では，HESの局所注射により頻脈や動悸を誘発し，ときに不整脈から急性心不全を引き起こすことがある．近年はHESに替えてヒアルロン酸を用いて内視鏡治療を行う施設が増えてきたため，このリスクは少なくなった．

⓲ 経管栄養に，硬質プラスチック製の胃液吸引用チューブを用いてはならない．

胃食道粘膜のびらんや潰瘍を引き起こす．吸引用チューブは短期間の使用に限るべきであり，経腸栄養にはシリコン製などの軟質で組織親和性の高いチューブを用いなければならない．

⓳ 消化管造影検査の際，透視モニター上での所見から，患者に安易に「異常ありませんでした」と伝えてはならない．

造影写真を詳細に検討してはじめて異常がみつかる場合がある．また患者がその後来院せず，異常を伝えられないことも起こりうるからである．

を抑制することになるため，投与してはならない．通常，脱水に対する輸液，腸内細菌叢の回復のための乳酸菌製剤（ミヤBM，ビオフェルミン®など），弱い鎮痙薬（ブスコパン，芍薬甘草湯など）の投与にとどめ，便培養で特殊な細菌感染が確認された場合に限り，起因菌に応じた抗生物質を投与する．

→治療/感染/14/253頁

㉓ 便秘という患者の訴えに対して，検査を行わずに漫然と下剤を投与してはならない．

便秘は，大腸癌など重大な腸管病変の発見の契機となる症状であり，検査を行わずに漫然と下剤を投与していると，悪性腫瘍などの発見を遅らせる．便潜血などの検査を参考に，初診時から遅くとも1カ月以内に大腸内視鏡検査，あるいは注腸造影による大腸癌などの除外を行うべきである．

㉔ 慢性の良性消化器疾患患者の診療において，薬のみを漫然と長期間投与してはならない．

胃癌など悪性疾患の出現に対し，常に注意を怠ってはならない．消化性潰瘍患者では，近年ピロリ菌除菌治療により投薬中止が可能な症例が多い．慢性萎縮性胃炎患者でもピロリ菌除菌により，胃癌のリスクを減じることができる．投薬を継続する場合においても，少なくとも職場や地域の健診を受けているかどうかは確認しておく必要がある．

㉕「痔が痛む,痔からの出血」という患者の訴えを信じて,検査をせずに薬を投与してはならない.

十分な診察をせずに漫然と痔の治療薬を投与することにより,直腸癌などの重大な病変を見逃すことがある.直腸指診を必ず行い,必要に応じて肛門鏡,S状結腸鏡などの検査を行うべきである.排便時の出血や肛門部痛の有無など詳細な問診と直腸指診や肛門鏡などの診察を必ず行い,必要に応じて下部消化管造影検査や大腸内視鏡検査を行う.

㉖腎疾患のある患者に,H_2ブロッカーの常用量(フルドーズ)を投与してはならない.

H_2ブロッカーは腎排出性の薬剤であるため,腎障害のある患者では排出が不十分で,血中濃度が上昇し,精神症状などの副作用がみられることがある.腎障害のある患者には,H_2ブロッカーの投与量を減らす必要がある.H_2ブロッカーに限らず,腎排泄性の薬剤を投与する際には,血清クレアチニン値に応じて投薬量を調節する必要がある.

㉗逆流性食道炎患者に,Ca拮抗薬(ニフェジピンなど)や硝酸化合物(硝酸磯ソルビドなど)を長期間投与してはならない.

Ca拮抗薬や硝酸化合物は,下部食道括約筋圧(lower esophageal sphincter pressure:LESP)を低下

させ，逆流性食道炎を増悪させる．これらの薬剤を中止できない場合は，プロトンポンプ阻害薬等による逆流性食道炎の治療を併用する必要がある．

㉖麻痺性イレウスの患者に，抗コリン薬やオピオイドを投与してはならない．

抗コリン薬やオピオイド（医療用麻薬）は消化管運動を抑制し，麻痺性イレウスを増悪させる．原疾患の治療を行いながら，強い疼痛があればペンタゾシン（ソセゴン®）などを使用する．

腸管運動低下による麻痺性イレウスは，癒着・炎症・絞扼などによる機械的イレウスと異なり，発熱や炎症反応に乏しく，腸音は減弱し，腹痛は強くないのが特徴である．

原因は，薬剤，腹部手術，腹腔内の炎症，電解質異常，内分泌疾患などさまざまであり，原因に応じた治療が必要である．服薬歴を十分に聴取し，血液検査で白血球数増多やCRP上昇がなく，低カリウム血症などの電解質異常がないことを確認する．

麻痺性イレウスと診断されれば，絶飲絶食，補液と電解質補正，胃管挿入による減圧，腹部を温めるなど一般的な保存的治療で対処する．薬剤性の場合は通常投薬中止により改善するため，原因となる薬剤を中止する．腸管運動促進薬（パントテン酸製剤，プロスタグランジン$F_{2α}$製剤，ワゴスチグミン）や緩下剤は時に有効であるが，中毒性巨大結腸症による重篤な腸管麻痺では腸管穿孔を誘発するおそれがあ

る．腸管穿孔や腹腔内膿瘍が疑われる場合には，すみやかに外科的治療を選択する．

㉙ 全身性エリテマトーデス(SLE)を合併している B 型または C 型肝炎患者にインターフェロンを投与してはならない．

インターフェロンには抗ウイルス作用があり，ウイルス血症の改善が期待できる．しかし，自己免疫性肝炎の悪化や橋本病などの自己免疫疾患の悪化や誘発も報告されており，SLE が悪化したという報告もあり，自己免疫疾患を合併している肝炎患者では，治療上の有効性と安全性を十分に勘案したうえで用いるべきである．

→治療/膠ア/56/245 頁

㉚ 牛乳アレルギーの患者に，乳蛋白を含む薬剤（ラックビー®散)を投与してはならない．

乳酸菌製剤のうち，乳蛋白を含む製剤は牛乳アレルギーのある患者にはアナフィラキシー様症状を起こすことがあるため，禁忌とされる．しかしラックビーのうち「ラックビー微粒 N」は牛乳由来成分を含まないので，牛乳アレルギーにも投与可能．一方「ラックビー®散」は乳蛋白を含むため，牛乳アレルギーに禁忌である．

肝・胆・膵・腹膜疾患内科

❶ 門脈本幹あるいは一次分枝に,血栓または腫瘍塞栓を合併する肝癌患者に対して,同側の肝動脈塞栓術(TAE)を行ってはならない.

肝梗塞を起こし,重症の肝不全を引き起こす可能性がある.

→治療/消外/24/323 頁,治療/放射/5/437 頁

❷ 肝硬変で高度の腹水を有する患者から,急速な腹水の排液を行ってはならない.

高度な腹水を有する患者から,急激に腹水を排除すると,血行動態の急激な変化によりショックが生ずることがある.排液は1L/時程度の自然排出で,1回の排液量は2Lが限度と考える.

→治療/消外/19/321 頁

❸ 胆道閉塞のある患者に,ウルソデオキシコール酸を投与してはならない.

本剤は,胆道系疾患や慢性肝疾患に適応を有するが,胆道閉塞のある患者では,利胆作用のため黄疸が増悪する可能性があり,禁忌である.

黄疸軽減目的の治療としては,ドレナージなどの物理的方法を用いるのが原則である.

→治療/消外/44/329 頁

❹ 自己免疫性肝炎(AIH)の患者に，インターフェロン(IFN)を投与してはならない．

AIH 患者に IFN を使用すると，AIH の病状の悪化を認めることがある．特に，AIH 患者の 5〜10％に C 型肝炎ウイルス関連症例があるため，C 型慢性肝炎症例への IFN 療法を行う際には，AIH の存在を十分に吟味する必要がある．

→治療/血内/9/186 頁，治療/消外/13/319 頁

❺ 黄疸，腹水，肝性脳症を有する患者に，マロチラート(カンテック®)を投与してはならない．

マロチラートには，肝硬変患者の肝機能の改善，特に低蛋白血症の改善効果がある．しかし，非代償性肝硬変による黄疸，腹水，肝性脳症を有する患者への投与による死亡例が報告されている．機序は不明であるが，上記症状を有する肝硬変患者への使用は禁忌である．

❻ 肝硬変・肝癌患者に，小柴胡湯を投与してはならない．

ウイルス性肝炎の治療目的で小柴胡湯とインターフェロンを併用することは，間質性肺炎発症の危険があり，従来から禁忌とされている．肝硬変や肝癌症例に対する小柴胡湯単独投与でも間質性肺炎による死亡例が報告され，現在は投与禁忌とされている．

肝庇護の目的には，他の薬剤（ウルソデオキシコール酸，グリチルリチン製剤など）を選択する．

❼ HBe 抗体陽性慢性肝炎に対して，ステロイド離脱療法を行ってはならない．

HBe 抗体陽性慢性肝炎は HBVprecore 変異株などにより肝障害が持続するが，ステロイド投与により劇症肝炎を起こす可能性がある．離脱療法以外でも HBV キャリアへのステロイド投与には十分な注意が必要である．

❽ 肝硬変患者の食道静脈瘤に対する内視鏡下食道静脈瘤硬化療法（EIS）の際に，硬化剤を門脈本幹まで注入してはならない．

肝不全を起こす可能性があり，注入時には透視下で流入血管の確認が必要である．

❾ 深達度 pm 以下の胆囊癌では，腹腔鏡下胆囊摘出術は行ってはならない．

胆囊癌では，m 癌を除いて一般に胆囊摘出術に加え，リンパ節郭清，肝切除，膵頭十二指腸切除を施行し，腹腔鏡下胆囊摘出術は行わない．急性胆囊炎も禁忌と考えられており，まず抗生物質を投与し，必要に応じて経皮経肝胆道ドレナージ（PTBD）を行う．その後，腹腔鏡下胆囊摘出術を施行するが，最近では炎症の急性期に腹腔鏡下胆囊摘出術を行う施設もある．

❿ 非代償期(Child C)の肝硬変患者に，肝切除を行ってはならない．

肝切除の程度にもよるが，肝予備能のない進行した肝硬変では，肝切除後肝不全をきたす．
非代償期の肝硬変自体の予後を意識して，代替治療の可否を検討する必要がある．肝移植術が考慮される対象である．

⓫ B型肝硬変患者に，HBe抗原陰性化の目的でステロイド離脱療法を行ってはならない．

ステロイド離脱療法は，強い免疫賦活現象を惹起する．肝硬変では肝の予備能が少なく，ステロイド投与による免疫賦活現象に対応できないと思われ，ステロイド中止後，肝不全となる危険性が高い．

⓬ 急性胆嚢炎・急性膵炎患者では，食事摂取をさせてはならない．

食事摂取による胆嚢の収縮，膵酵素の逸脱のため炎症の増悪をきたす．特に，急性膵炎時には禁飲食が必須である．

⓭ 高度の肝性脳症の認められる肝硬変患者に，高蛋白食を与えてはならない．

窒素負荷は高アンモニア血症を助長させる可能性がある．1日の蛋白摂取量は，代償性肝硬変の1.5〜2.0 g/kgに対して，非代償性肝硬変では0.7〜1.0 g/

kgである.

⓮ 肝性昏睡の患者に,肝不全用アミノ酸製剤の大量・急速投与を行ってはならない.

アシドーシスが進行し,肝性昏睡を増悪させる可能性がある.

⓯ 肝不全患者でも,重症例には肝不全用アミノ酸製剤を投与してはならない.

分岐鎖アミノ酸を多く含む製剤であるが,窒素過剰状態の重症例では,アンモニアを上昇させ脳浮腫を助長する可能性がある.

⓰ 肝硬変症に併発した播種性血管内凝固(DIC)に,ヘパリンを単独投与してはならない.

肝硬変症ではアンチトロンビンⅢ(ATⅢ)が減少していることが多く,ヘパリン投与時には同時にATⅢ製剤の補充が必要である.

⓱ 黄疸のあるB型慢性肝炎患者に,プロパゲルマニウムを投与してはならない.

黄疸のある症例への投与は,重症肝障害発症の可能性があり,禁忌である.さらに,黄疸の既往のある患者に対しても慎重な投与が必要である.

⓲ うつ病を合併する慢性肝炎患者に，インターフェロン(IFN)を投与してはならない．

IFNの副作用として自殺企図の指摘があり，投与前の評価および治療中の慎重な観察が必要である．ただし，IFNβの場合は，精神神経系への影響がIFNα製剤より少なく，うつ病の既往症のある患者，うつ病の合併症あるいは疑いがある患者なども，治療対象としての検討が可能となった．

→治療/血内/10/186頁，治療/消外/13/319頁

⓳ 肝性昏睡の患者に，肝臓加水分解物などを投与してはならない．

肝臓加水分解物は，慢性肝疾患患者の肝機能の改善に用いられるが，肝性昏睡時の投与はアンモニア血症を助長することがある．

⓴ 重篤な腎障害患者に，肝不全用アミノ酸製剤を投与してはならない．

水分負荷により症状が悪化する．さらに，アミノ酸の代謝産物である尿素などの滞留で症状が悪化する可能性がある．

㉑ 血清アンモニア値上昇傾向にある末期肝硬変症患者に対し，グリチルリチン・DL-メチオニン合剤を投与してはならない．

本剤は慢性肝疾患の肝機能異常改善に用いられる

が，DL-メチオニンの代謝物が尿素合成を抑制しアンモニア処理能力を低下させる．

㉒ 急性膵炎時の激痛に対する鎮痛薬として，モルヒネを投与してはならない．

モルヒネにより Oddi 括約筋が攣縮をきたし，膵管内圧が上昇し，膵炎が増悪する可能性がある．

㉓ 黄疸を呈する原発性胆汁性肝硬変では，副腎皮質ステロイドホルモンを投与してはならない．

原発性胆汁性肝硬変では，stage によっては副腎皮質ステロイドホルモンで肝機能および肝組織が改善される場合もあるが，黄疸を呈する進行した原発性胆汁性肝硬変では，長期の胆汁うっ滞による骨病変がさらに悪化する可能性がある．原疾患の悪化による黄疸であれば有効な保存的減黄策は乏しい．

㉔ ヘモクロマトーシスの患者に，鉄剤の投与や輸血を行ってはならない．

ヘモクロマトーシスでは，鉄代謝異常により鉄の吸収が増加し，血清鉄は上昇している．治療として，鉄除去のため瀉血，キレート薬の投与を行う．しかし，貧血の原因や程度により上記治療の必要性について考慮するべきである．

㉕ アルドステロン症や低 K 血症を有する肝疾患患者に，グリチルリチン製剤を使用してはならない．

グリチルリチン酸による血清 K 排泄増加により，低 K 血症や高血圧症を悪化させることがあり，禁忌である．また，大量投与により偽アルドステロン症を生ずることもあるため，グリチルリチン製剤を使用中は，血清 K や血圧の定期的観察が必要である．

㉖ 肝硬変症患者の不眠の訴えに対し，睡眠薬などを安易に投与してはならない．

非代償期にある肝硬変症では，睡眠薬により肝性脳症が誘発されることがある．また，睡眠薬の昼夜逆転やそれによる夜間の不眠は，肝性脳症の初期症状のことがある．

バルビツール酸系睡眠薬のなかには，肝障害のある患者には原則禁忌の薬剤もあり，薬剤の種類や作用持続時間を考慮して選択する．

㉗ 抗 HIV 療法を受けていない HIV/HBV 重複感染患者にエンテカビルを単独投与してはならない．

エンテカビルは，B 型肝炎に対する核酸アナログ製剤であるが，抗 HIV 作用も有しており，単剤投与では薬剤耐性 HIV が出現する可能性がある．

㉘ 総ビリルビン値が 3 mg 以上の肝癌患者にミリプラチンを投与してはならない．

ミリプラチンは，肝細胞癌におけるリピオドリゼーションに用いられるが，肝不全を起こすことがある．肝障害度 C の患者も原則禁忌である．

㉙ 大量の腹水貯留患者や大腸など周囲臓器に隣接する肝癌患者に対して，ラジオ波焼灼療法(RFA)を行ってはならない．

穿刺や高熱により，腹腔内出血や大腸穿孔の危険性があり，他の治療方法を検討する．非代償性肝硬変による腹水の場合には，治療実施自体の可否を検討すべきある．

腎臓内科

❶ 心機能の低下している腎不全患者に,精査なしにむやみに内シャントを造設してはならない.

内シャントを造設すると前負荷が増大し,心機能が低下している患者では心拡大,血圧低下,心不全を誘発することがある.

❷ 著しい低Na血症を,急速に補正してはならない.

橋中心髄鞘崩壊(central pontine myelinolysis)をきたし,重篤な状態をまねく危険性がある.
一般に,血清Na濃度が120 mEq/lまでは1 mEq/l/時程度の補正を行うが,それ以降は緩徐な補正が行われる.

→治療/神内/4/169頁,治療/代内/3/210頁,治療/脳外/7/284頁,治療/消外/9/318頁,治療/救急/1/475頁

❸ 透析患者に,水酸化アルミニウムを投与してはならない.

水酸化アルミニウムは,長い間透析患者にリンの吸着薬として用いられてきた.しかし,透析患者はアルミニウム中毒(骨,骨髄,脳への沈着)になりやすく,現在は投与禁忌となっている.制酸薬や健胃薬には,成分としてアルミニウムが含有されている

場合があるので,透析患者に制酸薬や健胃薬を投与するときには,慎重を要する.

→治療/消内/13/144 頁, 治療/消外/12/319 頁

❹ 高 K 血症患者の治療の際,ソルビトールにイオン交換樹脂を溶解し,注腸をしてはならない.

ソルビトールにイオン交換樹脂を溶解し注腸すると,腸管壊死を起こすという報告があり,直腸内への投与は禁忌である.

❺ 出血性病変(消化管出血,眼底出血など)のある患者の透析では,抗凝固薬としてヘパリンを投与してはならない.

出血を助長し重篤な状態をまねく危険性がある.血液透析導入時には,出血性病変の有無の確認が必要である.

❻ カリウムの急速な,あるいは多量の静脈内投与を行ってはならない.

急性の高 K 血症をきたし,重症不整脈,急性心不全,心停止などを起こす危険性がある.一般的には,速度 20 mEq/時,濃度 40 mEq/l,投与量 80 mEq/日以上の投与をしてはならない.

→治療/内分/5/201 頁, 治療/消外/5/317 頁, 治療/泌尿/11/412 頁, 治療/麻酔/10/441 頁

❼ 妊娠中毒症の高血圧患者に，ループ利尿薬を用いてはならない．

妊娠中毒症の患者血液は濃縮傾向にあることが多く，強力な降圧利尿薬の投与で病態はさらに増悪する．母体の血圧低下，子宮胎盤循環不全，胎児の脱水，高窒素血症，血小板減少などをまねき，胎児仮死を起こす危険性がある．

❽ 腎不全による高度の高K血症時には，ジギタリスを投与してはならない．

ジギタリスにより高K血症が増悪する可能性がある．特に，心電図異常をきたしている場合には，重篤な心室性不整脈，ブロックを誘発する危険性がある．

❾ 高K血症を伴う腎不全に，スピロノラクトンやトリアムテレンを投与してはならない．

両薬剤はK保持性利尿薬であり，高K血症を認める腎機能低下症例では高K血症を増悪し，重症不整脈，心不全を起こす危険性がある．

❿ 高K血症を伴う腎不全に，塩化スキサメトニウムを投与してはならない．

塩化スキサメトニウムは脱分極性筋弛緩薬であり，高K血症を助長し，心室細動，心停止を起こす危険性がある．

→治療/麻酔/20/444頁

⓫ 糖尿病腎症によるネフローゼ症候群に対して,副腎皮質ステロイドを投与してはならない.

　原発性糸球体腎炎や全身性エリテマトーデス(SLE)によるネフローゼ症候群に対し,副腎皮質ステロイドは有用な治療薬である.しかし,糖尿病腎症の場合には無効であるばかりでなく,糖尿病の増悪や糸球体硬化の進行をまねくため副腎皮質ステロイドを投与してはならない.

→治療/代内/6/211頁

⓬ 副腎皮質ステロイドは,急激に減量・中止してはならない.

　比較的大量(10 mg/日以上)の副腎皮質ステロイドを投与している場合には,副腎皮質は抑制されており,急激に減量・中止すると原疾患の急性増悪や副腎不全を起こす危険性がある.漸減投与する.成人の1日の糖質コルチコイド分泌量は,プレドニゾロンに換算すると約5 mgである.

→治療/内分/3/200頁,治療/膠ア/4/223頁,治療/皮膚/20/399頁,治療/泌尿/12/412頁

❸ シクロスポリン投与中の患者に,グレープフルーツジュースもしくはグレープフルーツを摂取させてはならない.

シクロスポリンは,併用薬剤によりその血中濃度が高まったり,逆に低くなったりするので,投与時には注意が必要である.グレープフルーツと本薬剤を同時に服用すると,グレープフルーツが腸管の代謝酵素を阻害することにより,シクロスポリンの血中濃度が上昇することがある.

→治療/血内/26/191 頁,治療/小児/3/382 頁,治療/皮膚/9/395 頁

❹ ネフローゼ症候群の患者の総血清 Ca 濃度が低値でも,むやみに補正してはならない.

血中 Ca の 1/2 はアルブミン(alb)と結合している.生理活性を有するのは,蛋白非結合性のフリーの Ca イオンである.ネフローゼ症候群では血中のアルブミンが減少しているため,見かけ上血清 Ca 濃度が低下する.

低蛋白血症時の補正 Ca 濃度(mg/dl) = 測定 Ca 濃度(mg/dl) − alb 濃度(g/dl) + 4 を活用する.または,イオン化 Ca 濃度の測定を行う.

❺ 血液透析の導入においては,短時間に過度の透析を行ってはならない.

急激な細胞外液の透析・除水により,細胞内外の

不均衡をきたし，脳浮腫による痙攣，意識障害など重篤な不均衡症候群を起こす可能性がある．

⓰ 著しい換気障害のある腎不全患者に，腹膜透析を行ってはならない．

腹腔内に透析液を貯留することで呼吸運動がさらに抑制され，換気障害を増悪させる危険性がある．その他，手術などにより腹腔内面積が著しく減少している患者，手術前の腹壁ヘルニア，横隔膜欠損，腰椎ヘルニア，精神障害者なども腹膜透析を行うべきではない．

⓱ 血液透析患者で，シャント肢側に鎖骨下静脈内カテーテルを留置してはならない．

鎖骨下静脈刺入部の血管狭窄を起こした場合，シャント血管の高血圧をまねき，浮腫，循環障害，シャント閉塞などを生じる．血液透析導入前であっても，内シャントを作製する可能性のある慢性腎不全患者の鎖骨下静脈内カテーテル留置は，極力避けるべきである．

⓲ 連続携行式腹膜灌流（CAPD）において，腹膜の限外濾過能低下の著しい症例では，CAPDの継続を許可してはならない．

除水不全による溢水状態をまねくのはもちろんであるが，腹膜機能低下の著明な症例をはじめ，腹膜石灰化，血性排液，8年以上の長期例，腹膜炎の頻

回発生例，C 反応性蛋白(CRP)の持続陽性，異型あるいは大型中皮細胞などが認められるものは，不可逆進行性の重篤な硬化性腹膜炎のハイリスクと考えられている．

⓳ 急性腎不全の患者に，高蛋白食を与えてはならない．

窒素性の老廃物産生を防ぐため，蛋白摂取量は 1 日約 0.5 g/kg に制限すべきである．逆に総エネルギーは，体蛋白の崩壊を防ぐため十分に与える(1 日 40 kcal/kg 前後)．塩分は 1 日 5 g 程度に制限する．

⓴ ADH 不適合分泌症候群(SIADH)に，水負荷を行ってはならない．

SIADH では希釈性低 Na 血症が認められ，脱水はなく，治療としては水分制限が主体となる．水分制限により病態の改善がみられるが，水負荷により容易に水中毒をきたしやすいので，注意が必要である．

㉑ 高度のネフローゼ症候群患者に，大量の水分・塩分負荷を行ってはならない．

高度のネフローゼ症候群患者では，膠質浸透圧が低下し，血管からの水の透過性は亢進している状態にある．多量の水分・塩分負荷は浮腫の増悪をまねく．重篤な場合には，肺水腫，呼吸不全をきたすことがあり，十分な注意が必要である．

㉒ 腎機能低下（クレアチニンクリアランス 50 ml/分以下）を認める慢性糸球体腎炎患者に，妊娠を許可してはならない．

妊娠中毒症の頻度が高く，腎病変が進行し母体腎機能の不可逆的な低下をきたす可能性が高い．母児ともに危険が大きく，医師としては，妊娠を許可すべきではない．ただし，最終的には本人，家族の意見を尊重する．

→治療/産婦/30/381 頁

㉓ 高齢者，腎機能障害のある患者に，アミノグリコシド系抗生物質を第 1 選択薬として用いてはならない．

アミノグリコシド系抗生物質は腎排泄性で，第Ⅷ脳神経障害，腎機能障害などの重篤な副作用があるため，原則として第 1 選択薬として投与してはならない．

やむをえず投与する場合には，残存腎機能に応じて用量を減じ，血中濃度の測定を行いながら使用する．また，腎機能障害の増悪や第Ⅷ脳神経障害などの副作用に注意すべきである．

㉔ 透析患者に，H_2 ブロッカーを通常量投与してはならない．

H_2 ブロッカーは腎排泄性で透析性が低いため，血中濃度が上昇する．ときに，高齢者では肝障害，骨

髄抑制，精神症状などの副作用を起こしやすい．

㉕ 透析患者では，血中濃度のモニターをせずに強心薬や抗不整脈薬を通常量投与してはならない．

　ジギタリス製剤は腎排泄性で透析性も低く，ジギタリス中毒を起こしやすい．また，ジソピラミド，シベンゾリン，プロカインアミド，フレカイニド，ピルジカイニドなども腎排泄性であり透析性が低く，過量になりやすいので注意が必要である．投与量の調節と血中濃度のモニターが必要である．プロカインアミドは，投与量を減じ，血中濃度が正常範囲内にあっても，その代謝産物にも薬理効果があり，副作用を誘発しやすい．透析患者への使用はやむをえない場合を除いて控えるべきである．

㉖ 慢性腎不全の患者，特に代謝性アシドーシスの強い患者に，乳酸が入っている輸液を行ってはならない．

　慢性腎不全の状態では酸-塩基平衡は代謝性アシドーシスに傾いており，そこへ緩衝剤として乳酸の入った輸液を行えば，さらにアシドーシスを増悪させ，重篤な意識障害をきたすことがある．

㉗ 心不全患者のアシドーシスの補正では，大量の炭酸水素ナトリウムを投与してはならない．

　炭酸水素ナトリウムでアシドーシスを補正した場

合，Na 負荷になり，心不全を誘発，増悪させることがある．また過剰のアルカリは，イオン化 Ca を減少させ，テタニーを起こすことがある．

㉘ ネフローゼ症候群の患者に，大量の利尿薬を投与してはならない．

ネフローゼ症候群においては，高度の浮腫があっても血管内容量は減少しており，利尿薬の乱用により，さらに血管内脱水を増悪させ，腎血流低下をきたしやすい．

㉙ 両側腎動脈狭窄にみられる高血圧に，アンジオテンシン変換酵素（ACE）阻害薬を用いてはならない．

両側腎動脈狭窄にみられる腎血管性高血圧に ACE 阻害薬を用いた場合，アンジオテンシン II の減少により糸球体濾過圧の急激な低下をきたし，腎不全をまねく危険性がある．経皮的血管拡張術（PTRA）などにより，2 腎性 1 血管型腎血管性高血圧に改善された後は，ACE 阻害薬を用いることがある．同様に，単腎の血管性高血圧にも ACE 阻害薬を用いてはならない．

㉚ 溶連菌感染後急性糸球体腎炎（PSAGN）に，ステロイドを用いてはならない．

PSAGN の治療は，浮腫，高血圧に対する食事療法を主体とする対症療法が一般的である．発症早期

例では，溶連菌感染に対しペニシリン G などの抗生物質投与を行う．ステロイドは，感染の重症化，遷延化をまねく危険性がある．

㉛ 高 K 血症を伴う腎機能低下症例に，第 1 選択薬として ACE 阻害薬を投与してはならない．

ACE 阻害薬は腎糸球体高血圧の改善，腎保護作用を目的に広く用いられているが，中等度以上の腎不全においては，腎灌流圧の低下により急速な腎不全増悪をまねいたり，高 K 血症を助長する可能性があり，危険である．

㉜ 腎不全の脂質異常症に，3-ヒドロキシ-3-メチルグルタリルコエンザイム(HMG-CoA)とフィブラート系脂質異常症治療薬を併用してはならない．

両薬剤の副作用に横紋筋融解症があるが，なかでも腎不全例での頻度が高い．

HMG-CoA の単剤，あるいはプロブコール，陰イオン交換樹脂，イコサペント酸エチルとの併用は可能である．フィブラート系脂質異常症治療薬は，単剤でも腎不全患者に投与禁忌の薬剤が多く，注意が必要である．

㉝ 慢性腎不全に，非ステロイド性抗炎症薬（NSAIDs）を用いてはならない．

大多数の NSAIDs に，間質性腎炎の副作用がある．NSAIDs の鎮痛作用は，シクロオキシゲナーゼ阻害によるプロスタグランジン合成抑制が主体であり，腎血流を低下させ腎障害が増悪する危険性がある．

→治療/膠ア/33/236 頁

㉞ 痛風患者にサイアザイド系利尿薬を投与してはならない．

サイアザイド系利尿薬には高尿酸血症の副作用がある．痛風患者に降圧薬としてサイアザイド系利尿薬を投与してはならない．

→治療/内分/22/208 頁，治療/代内/19/215 頁，治療/整外/27/361 頁

㉟ 糖尿病腎症における高血圧に対して，β遮断薬を投与してはならない．

β遮断薬は糖尿病患者の低血糖症状（交感神経亢進状態）をマスクするために，重篤な低血糖をきたしやすい．

㊱ 糖尿病腎症における浮腫に対して，サイアザイド系利尿薬を投与してはならない．

サイアザイド系利尿薬は血糖上昇作用があるた

め，糖尿病の悪化をきたしやすい．

㊲ 尿酸結石が認められる高尿酸血症患者に対して，プロベネシド(ベネシッド®，プロベネミド®)を投与してはならない．

プロベネシドは，腎からの尿酸排泄を促進し，尿酸結石を増大させる危険性がある．

㊳ 糖質コルチコイド投与中のループス腎炎患者に精神症状が出現，増悪した場合，原因精査を行わないで糖質コルチコイドの増減を行ってはならない．

全身性エリテマトーデス(SLE)における精神症状には，SLE自体の症状と糖質コルチコイドによる副作用の可能性があり，増減を誤ると精神症状が悪化する危険がある．SLEの増悪による精神症状と糖質コルチコイドによる副作用の鑑別を慎重に行う．

㊴ 腎前性急性腎不全における乏尿，無尿に対し，原因の治療なしに利尿薬を投与してはならない．

腎前性腎不全の原因である血管内脱水に対して利尿薬を投与し続けると，脱水が助長され腎不全が進行する．輸液などによる脱水の治療で，すみやかに利尿と腎機能の回復が得られる．ただし，腎性腎不全との鑑別のために利尿薬を投与する場合がある．

神経内科

❶ フェニトイン(アレビアチン®)を，洞性徐脈や高度の AV ブロックのあるてんかん患者に投与してはならない．

フェニトインは，心伝導抑制作用があり，心停止を起こす危険性がある．

→治療/脳外/9/284 頁

❷ 狭心症や閉塞性脳血管障害のある患者に，酒石酸エルゴタミンを投与してはならない．

酒石酸エルゴタミンは,強い血管収縮作用があり，心筋梗塞を誘発したり，脳血管閉塞症状を増悪させる可能性がある．酒石酸エルゴタミンのみならずトリプタン系薬剤も血管収縮作用を有するため，狭心症，脳血管障害を有する症例での使用は勧められない．

❸ 重症筋無力症患者には，インターフェロン(IFN-α)を投与してはならない．

IFN-α の投与で，重症筋無力症のクリーゼを起こしたという報告がある．この場合，IFN-α の投与を中止しても，症状が進行，重症化することがある．

❹ 低 Na 血症のある患者に，急速な Na 補正を行ってはならない．

低 Na の急速補正は橋中心髄鞘崩壊(central pon-

tine myelinolysis)を起こすことがあるので，補正に際しては，最初の24時間で12 mmol/l 以上，48時間で20 mmol/l 以上，Na を上昇させてはならない．
→治療/腎内/2/156頁，治療/代内/3/210頁，治療/脳外/7/284頁，治療/消外/9/318頁，治療/救急/1/475頁

❺ 出血性梗塞をきたした急性期脳塞栓患者に，抗凝固療法(ヘパリン，ワルファリンなど)を行ってはならない．

急性期の脳塞栓患者で，頭部CT検査ですでに出血性梗塞が認められる場合には，抗凝固療法を行うと出血がさらに助長される．

❻ Creutzfeldt-Jakob病患者の角膜を移植してはならない．

Creutzfeldt-Jakob病はプリオンが原因であるが，Creutzfeldt-Jakob病患者の角膜を移植すると，同症が伝播するおそれがある．Creutzfeldt-Jakob病患者から採取した脳硬膜の移植や，血液成分の輸血，輸液でも同様である．Creutzfeldt-Jakob病患者の臓器移植に関しては，現在認められていない．

〈眼球提供者の選択基準〉

使用禁忌：アイバンクは次の疾患または状態を伴う提供者からの眼球をあっせんしてはならない．① 原因不明の死，② 原因不明の中枢神経系疾患，③ 活動性ウイルス脳炎および原因不明の脳炎，進行性脳

症，④ 亜急性硬化性全脳炎，進行性多巣性白質脳症などの遅発性ウイルス感染症，⑤ 細菌，真菌，ウイルス性全身性活動性感染症，⑥ HIV 抗体，HTLV-Ⅰ抗体，HBs 抗原，HCV 抗体が陽性，⑦ Creutzfeldt-Jakob 病，⑧ 白血病，⑨ 悪性リンパ腫(Hodgkin 病，非 Hodgkin リンパ腫)，⑩ Reye 症候群，⑪ 眼内悪性腫瘍，⑫ ヒト成長ホルモンの投与を受けたもの，⑬ 硬膜移植歴がある者，⑭ 角膜移植歴がある者，⑮ Creutzfeldt-Jakob 病およびその類縁疾患の家族歴がある者，⑯ Creutzfeldt-Jakob 病およびその類縁疾患と医師に言われたことがある者，⑰ 1980 年以降，イギリス，アイルランド，フランス，ドイツ，スイス，ポルトガル，スペイン，ベルギー，イタリア，オランダの 10 カ国に通算 6 カ月以上の滞在歴を有する者．

　慎重使用：① アルツハイマー病，② 屈折矯正手術既往歴眼，③ 内因性眼疾患(虹彩炎など)，④ 梅毒がある．

❼ 本態性振戦と気管支喘息を合併した患者に，β遮断薬を投与してはならない．

　β遮断薬は本態性振戦の第 1 選択薬であるが，β遮断薬の投与は気管支喘息を誘発するおそれがある．気管支には交感神経が分布し，β遮断薬により気管支筋を収縮させ，発作を誘発するからである．よって，気管支喘息を有する本態性振戦の症例にはβ遮断薬を使用しない．また，心臓疾患を有する症

例も β 遮断薬を使用できないことがある．β 遮断薬の副作用として徐脈がある．めまい，立ちくらみを訴えた場合には服用に注意を要し，脈拍が 50 以下/分では服薬を中止する．

→治療/呼内/10/129 頁，治療/消外/39/327 頁，治療/心外/12/333 頁，治療/麻酔/24/446 頁

❽ 緑内障のある Parkinson 病患者では，抗コリン薬を使用してはならない．

散瞳させ，狭隅角緑内障を悪化させる可能性がある Parkinson 病患者に対する抗コリン薬の使用に関して，初期 Parkinson 病患者では全般症状の改善効果は認めるが，進行期に対する治療効果は十分ではない．近年，抗コリン薬の投与により，実行機能，近時記憶の一部が比較的早期に障害されることが示され，また長期服用により前頭葉機能低下，せん妄状態などを惹起する危険性も指摘され，高齢者での服用には制限がある．

❾ 妊婦に，酒石酸エルゴタミンを投与してはならない．

酒石酸エルゴタミンは子宮収縮作用があり，妊娠の継続に支障をきたすおそれがある．妊娠中の片頭痛患者の治療に関して，多くの片頭痛患者は妊娠中には片頭痛発作の頻度が減少するため，予防薬は使用しない．治療が必要な場合では，β 遮断薬，なかでもプロプラノロールがあげられる．妊娠初期にお

値の85〜90%，脳出血では前値の80%を目標とする．

→治療/脳外/8/284頁

⑬ 嘔吐のある脳血管障害患者を，仰臥位にしておいてはならない．

吐物の誤嚥などにより気道閉塞の危険性があるため，側臥位にする．同様の意味で，麻痺側を下にする側臥位にもしてはならない．

⑭ 変形性頸椎症の患者では，首の過伸展や首の激しい運動を行ってはならない．

首の過伸展や過激な運動によって，頸髄や頸髄根の圧迫が強くなり，神経症状を増悪させる危険性がある．

⑮ Shy-Drager症候群の患者では，血圧降下への配慮をせずに起立させてはならない．

高度の起立性低血圧により失神を起こす危険性があるため，患者が座位や立位をとる場合には，常に注意が必要である．そのほか，排尿時に失神なども生じうる．

⑯ 頭蓋内圧亢進の患者に，5%ブドウ糖液の点滴を行ってはならない．

電解質を含まない5%ブドウ糖液は低張液であり脳圧亢進を助長するおそれがある．

⓱ 呼吸筋麻痺で呼吸苦を訴える患者に，補助呼吸の用意なく酸素吸入を行ってはならない．

筋ジストロフィー症や筋萎縮性側索硬化症など，拘束性換気障害のある患者が呼吸苦を訴えた場合，換気量低下による慢性高 CO_2 血症の可能性が高い．このような状態では CO_2 濃度に対する呼吸中枢の感受性は低下しており，低酸素による化学受容器を介した刺激で呼吸が調節されている．そこに酸素吸入を行うと，さらに呼吸は抑制され，CO_2 ナルコーシスになる可能性がある．補助呼吸の準備をしたうえで低濃度，低流量の酸素吸入を行うのがよい．

⓲ ヘルペス脳炎患者の治療を，副腎皮質ステロイドから開始してはならない．

ヘルペス脳炎と免疫介在性脳炎(immune-mediatedence phalopathy)との鑑別は困難である．多くの場合では病初期にこの鑑別は困難である．リンパ球サブセット解析，頭部 MRI(FLAIR, DWI など)，SPECT などを用いて鑑別する．いずれも治療が遅れれば致命的な結果になるので，臨床医は，これらを知りステロイド治療と抗ウイルス治療を併用することが重要である．

⑲ 原因不明の意識障害患者の救急処置として，ブドウ糖溶液の単独静注を行ってはならない．

　原因不明の意識障害患者では，検査用採血後，ブドウ糖溶液を静注することは初期治療として推奨される．もし低血糖が原因であれば，脳が不可逆的な障害を受けるおそれがあり，一刻を争うからである．ただし，もしその患者が Wernicke 脳症の場合には，ブドウ糖単独静注は病状を悪化させるおそれがあるため，必ずビタミン B_1 の静注（50〜100 mg）を併用する．

　一般に，Wernicke 脳症では，眼球運動障害，運動失調，意識障害を主症状とし，眼球運動障害は診断に重要な徴候であり，おもに外転神経麻痺が多く，全外眼筋麻痺まで進行することもある．頭部 MRI では，第三脳室，中脳水道の周囲に T2 強調画像で高信号を示し，特徴的な所見を呈する．

⑳ Parkinson 病では，抗 Parkinson 病薬を急に中断してはならない．

　L-ドーパやドパミン作動薬で長期治療されている Parkinson 病患者では，急に休薬すると悪性症候群（高 CK 血症，高熱，全身の硬直，無動，発汗亢進，頻脈，血圧変動，意識障害，重症例では横紋筋融解症とそれによるミオグロビン尿症，急性腎不全）が生じることがある．Parkinson 病治療薬は漸減中

止するのが原則である．

㉑ 結核性髄膜炎の治療にイソニアジド(INH)を用いる場合，ピリドキシン(ビタミン B_6)の併用なく行ってはならない．

ピリドキシンに対する INH の拮抗作用により，ピリドキシン欠乏性の多発性ニューロパチーが生じるおそれがある．ピリドキシンの予防的併用が推奨されている．

㉒ 重症筋無力症患者に，アミノグリコシド系抗生物質投与を安易に行ってはならない．

アミノグリコシド系抗生物質は神経筋接合部の遮断作用があり，重症筋無力症の悪化やクリーゼを引き起こすおそれがある．その他の禁忌薬剤には，抗生物質としてストレプトマイシン，カナマイシン，バンコマイシン，テトラサイクリン，その他の薬剤としてキニン，キニジン，プロカインアミドなどがある．

→治療/消外/8/318 頁

㉓ 痴呆患者に，抗コリン薬を投与してはならない．

抗コリン薬によって短期記憶の障害が生じることがあり，痴呆を合併した患者では用いないほうがよい．そのほか，抗コリン薬の投与によって，幻覚，妄想などの精神症状が出現することがある．抗コリ

ン薬の投与により，実行機能，近時記憶の一部が比較的早期に障害されることが示されている．また，長期服用により前頭葉機能の低下，せん妄状態などを惹起する危険性も報告されている．

㉔ 低 K 血性周期性四肢麻痺，低 K 血性ミオパチーの患者に，サイアザイド系利尿薬を投与してはならない．

サイアザイド系利尿薬の服用により低 K 血症を生じ，脱力発作を誘発したり増悪させたりする．そのほか，低 K 血症を誘発する薬剤には，ループ利尿薬，グリチルリチン製剤，下剤などがある．

㉕ 抗痙攣薬フェニトイン（ジフェニルヒダントイン，アレビアチン®）の筋注を行ってはいけない．

フェニトインの筋注は局所筋肉に壊死を生じ，血液への移行も悪いため効果も十分期待できない．注射の場合は必ず静注で用いる．なお，急速投与は心臓抑制による血圧低下や不整脈を生じるため，ゆっくり（最初の 500 mg は 50 mg/分より遅い速度で，さらに投与する必要がある場合にはその 1/2 の速度で）注射する必要がある．

また，ブドウ糖の入った点滴にフェニトインを混入すると，フェニトインが析出して点滴チューブが詰まったり，塞栓の原因になる．

㉖ うっ血乳頭の有無をみるために，散瞳薬の点眼を安易に行ってはならない．

中枢性病変が疑われる病態の急性期に散瞳薬を用いることは，症状の経時変化の観察や，診断の妨げになるため適切ではない

㉗ 亜急性連合変性症が疑われる患者の治療に，葉酸のみの治療を行ってはならない．

亜急性連合変性症では巨赤芽球性貧血があり，血清ビタミン B_{12} 値の低下を認める．葉酸値も低下している場合が多いが，このような状況で葉酸を投与するとビタミン B_{12} の消費が増加し，貧血は改善するが，神経症状はむしろ悪化する．

㉘ てんかん重積状態の患者に対し，気管挿管の用意なしに抗痙攣薬の投与を行ってはならない．

てんかん重積状態ではむしろ筋弛緩薬を投与して，気管挿管し，全身管理をする．

㉙ 意識障害のある患者に，鎮静薬を投与してはならない．

意識障害の推移が不明となり，病状の増悪の判断が遅れる．

㉚ 痙攣発作に対して，ジアゼパム（セルシン®）を静注する場合，急速に静注してはならない．

ジアゼパムの急速静注は呼吸抑制や血圧を低下させることがあるので，特に呼吸状態の悪い場合や血圧の低い場合には，ゆっくりと（初回 10 mg を 2 分以上かけて）静注する．

→治療/精神/3/420 頁

㉛ 脳梗塞急性期には，脳血管拡張薬を投与してはならない．

脳梗塞急性期は，脳血管の自動調節能が破綻しているので，脳血管拡張薬の使用により脳内盗血現象を引き起こして，病巣部の血流をかえって減少させる可能性があるので，発症後 1 週間は投与してはならない．

㉜ 妊娠可能な女性のてんかん患者に，トリメタジオン（ミノ・アレビアチン®）を投与してはならない．

トリメタジオンは，催奇形性作用のある薬物である．

㉝ ポルフィリン症患者に，フェノバルビタールを投与してはならない．

バルビタール誘導体は，ポルフィリンの前駆物質

であるアミノレブリン酸(ALA)およびポルホビリノーゲンの生合成を促進するため,ポルフィリン症の急性症状を誘発することがある.

→治療/精神/10/423頁

❸❹ 緑内障患者に,酒石酸エルゴタミンを投与してはならない.

酒石酸エルゴタミンの抗コリン作用により房水通路が狭くなり,眼圧が上昇して緑内障を悪化させるおそれがある.したがって,緑内障による頭痛と片頭痛の鑑別は重要である.

❸❺ 前立腺肥大による排尿障害のある患者に,酒石酸エルゴタミン(カフェルゴット®)を投与してはならない.

酒石酸エルゴタミンには,排尿筋弛緩作用と膀胱括約筋収縮作用があり,排尿障害を増悪させる.

❸❻ 褐色細胞腫の疑いのある患者に,スルピリド(ドグマチール®)を投与してはならない.

スルピリドによりカテコールアミンの遊離が促進され,血圧が急激に上昇する危険がある.

→治療/消内/28/145頁

❼ t-PA(Tissue plasminogen activator, 組織プラスミノーゲン活性化因子)治療には慎重投与例があるので，安易に適応してはならない．

相対的禁忌として，1) 75 歳以上，2) NIHSS が 23 点以上(重症例)，3) JCS が 100 以上(重篤な意識障害)，4) 10 日以内の分娩，生検，3 カ月以上経過している脳梗塞の既往，5) 消化管の潰瘍，炎症性疾患，6) 結核，7) 生理中，8) 腎不全，コントロール不良の糖尿病，9) 感染性心内膜炎，などの症例があげられている．

血液内科

❶ 悪性リンパ腫の妊婦には，化学療法を行ってはならない．

可能なかぎり，妊娠中期・後期まで待機すべきであり，誘導分娩も必要である．妊娠早期で増殖速度が速い場合は中絶を考慮することもやむをえない．

❷ 放射線未照射血の輸血や血縁者からの輸血を行ってはならない．

輸血液内に多くのリンパ球の混入があり，移入後受血者のなかで増殖し，輸血後移植片対宿主病（GVHD）を起こす．すべての輸血に放射線照射を行うことが推奨されている．特に血縁者ではヒト白血球抗原（HLA）の一方合致（one way match）で GVHD 発症頻度が高い．放射線照射の成分輸血，日本赤十字社からの放射線照射輸血を行う．

❸ 明らかな感染症合併（肺炎，敗血症）のある患者に，化学療法を行ってはならない．

感染症の増悪をまねき，感染症によって致死的状態に陥るためである．化学療法を行う場合には活動性の感染症がないことを確認することが原則である．

❹ 血小板減少などの出血傾向がある患者に，筋注や動脈穿刺などの処置を行ってはならない．

予想外の大きさの血腫や，そのほかの出血症状を生じるおそれがある．一般に血小板数 2 万/μl 以下は禁忌，5 万/μl 以下は要注意である．

❺ 4℃に保存した血液の緊急大量輸血を行ってはならない．

重篤な低体温をきたし，不整脈をまねき危険である．

❻ 患者の宗教的背景を確認せず輸血を行ってはならない．

宗教によっては，輸血を禁じているものもあり，このような患者に安易に輸血を行うと，患者との関係に重大な問題を起こす可能性がある．また，輸血を行わない場合の危険性も，十分に説明する必要がある．十分に説明し同意を得たうえでの輸血が原則である．

→治療/消内/10/142 頁

❼ 硫酸ビンクリスチン(オンコビン®)は 1 回量 2.0 mg 以上投与してはならない．

オンコビン®の副作用として，麻痺性イレウス，多発性神経炎，皮膚障害があるが，極量以上を投与

した場合に重篤または致死的な結果をもたらすことがある．また，高齢者には注意して投与する．

❽ 大量の消化管出血，脳出血を伴う播種性血管内凝固(DIC)症例にヘパリンを投与してはならない．

現在出血している症例へのヘパリン投与は，出血を増悪させるので禁忌である．

❾ 自己免疫性肝炎や間質性肺炎を合併している患者(慢性骨髄性白血病など)に，インターフェロン(IFN)を投与してはならない．

上記病変の増悪により，重症となることがある．
→治療/肝胆/4/148 頁，治療/消外/13/319 頁

❿ うつ病の患者に，IFN-αを投与してはならない．

IFN-α投与によって自殺企図の現れる患者がいるため，基礎疾患としてうつ病のあるものに投与してはならない．
→治療/肝胆/18/152 頁，治療/消外/13/319 頁

⓫ 高度腎障害の患者に，シスプラチンを投与してはならない．

腎障害の増悪をまねき，急性腎不全を起こす可能性がある．
→治療/消外/7/317 頁

⓬ von Willebrand 病の患者に，アスピリン，インドメタシンを投与してはならない．

血小板機能を抑制する鎮痛薬，解熱薬（上記薬剤）は，出血症状を増悪させるため禁忌である．

⓭ 貧血のある患者に，無計画な鉄剤経静脈投与を行ってはならない．

二次性貧血やサラセミアなど，鉄欠乏性貧血ではない患者では，鉄過剰症を生じるおそれがある．確定診断に先行して鉄剤投与が必要なときは内服のほうが安全である．

⓮ 重症糖尿病を合併する血液悪性疾患の患者に，L-アスパラギナーゼを含む化学療法を行ってはならない．

本薬剤は膵臓機能低下をまねくため，糖尿病の増悪は明らかであり，投与すべきではない．

⓯ ビンブラスチン（エクザール®）または硫酸ビンデシン（フィルデシン®）などのビンカアルカロイド製剤を，髄腔内投与してはならない．

第Ⅷ脳神経障害を増強し，脳神経障害を引き起こすことがある．

⓰ ウサギ血清に対するアレルギーの患者に，抗胸腺細胞グロブリンを投与してはならない．

アナフィラキシーショックを起こす．また，同種の動物血清により製造された抗胸腺細胞グロブリンを，同じ患者に再投与することは禁忌とされていたが，安全に再投与できるとの報告も散見される．

⓱ 種々の原因による血小板減少症の患者に，アスピリン，非ステロイド性抗炎症薬（NSAIDs）などの血小板機能を抑制する薬物を投与してはならない．

出血傾向を助長する可能性があり，禁忌である．
→治療/膠ア/32/235頁

⓲ 血友病の患者に，アスピリンを投与してはならない．

血小板シクロオキシゲナーゼを不可逆的に阻害し，出血傾向を増悪させる．アスピリンは投与しないのが原則である．

⓳ 妊婦または妊娠の可能性のある女性に，シクロスポリンを投与してはならない．

催奇形作用，難産，周産期死亡の可能性がある．
出産まで待機可能な場合は出産後に投与する．腎移植症例で妊娠した場合には薬剤を中断しなくてよいとする報告もある．

性の合併症を予防するため,すみやかに輸血を行う.

㉖ シクロスポリン投与中の患者に,グレープフルーツジュースもしくはグレープフルーツを摂取させてはならない.

血中濃度の上昇をきたすおそれがある.ほかの飲料を摂取するよう指導する.

→治療/腎内/13/160頁,治療/小児/3/382頁,治療/皮膚/9/395頁

㉗ イレウスまたはイレウス類似状態の患者に,ビンクリスチンを含む化学療法を行ってはならない.

ビンクリスチンは腸管運動を抑制する薬剤である.したがって,臨床症状を増悪させる.植物アルカロイドは投与しないのが原則である.

㉘ 伝染性単核症患者に,合成ペニシリン製剤を投与してはならない.

ペニシリン製剤を投与すると,原病が増悪することがある.すなわち,ペニシリン製剤と,ウイルス抗原との交叉反応性により増悪するとの報告がある.

本疾患はウイルス性疾患であり抗菌薬は無効である.本疾患であることを見逃さないことが肝要である.

通常の薬疹とは機序が異なるとされており,抗ア

レルギー薬などの有用性は不明である.

→治療/呼内/11/129 頁, 治療/感染/3/249 頁

㉙ 脂肪製剤の静注の際に, 点滴ルートに塩化ビニル樹脂(PVC)製のものを用いてはならない.

　脂肪製剤やある種の抗癌剤(エトポシドなど)では, その基材により点滴ルートの PVC が溶出してくることが知られている. これが体内に入ることにより, ショックなどを引き起こすので, これら製剤を用いる際には, PVC フリー輸液セットを用いなくてはならない.

㉚ 慢性経過をとる再生不良性貧血, 骨髄異形成症候群(MDS)では, 血小板 5,000/μl 以下, および明らかな出血傾向がなければ血小板の予防投与を行ってはならない.

　無計画に輸液を行うと同種抗体をつくりやすく, その後, 血小板輸血不応性となる. 輸血合併症をまねきやすい.

㉛ 二次性赤血球増加症または相対的赤血球増加症に, 骨髄抑制療法を行ってはならない.

　二次性赤血球増加症または相対的赤血球増加症は, 原因の除去が可能な場合はこれが第 1 選択で, 赤血球増加症の程度が有害な場合には瀉血を考慮すべきである.

㉜ 自己免疫性溶血性貧血(AIHA)の患者に，安易に輸血をしてはならない．

溶血を助長させる可能性があり，輸血は緊急の場合以外は行うべきではない．存在する抗体によりクロスマッチ検査はほとんど判定できない．したがってどうしても輸血を行う場合は多くのバッグを検索して比較的凝集の弱いものを選択する．

㉝ 輸血後紫斑病の患者に，血小板輸血を行ってはならない．

輸血後紫斑病は，免疫性血小板減少症のまれな一型で PIA1 抗原陰性の多産女性に多いが，例外もある．治療は免疫グロブリン大量療法，血漿交換などを行うが，血小板輸血は出血傾向を助長し，禁忌である．

㉞ 血栓性血小板減少性紫斑病に，血小板輸血を行ってはならない．

血小板輸血は血栓形成を促進し，病状が悪化するため禁忌である．

㉟ 冷式抗体性自己免疫性溶血性貧血の患者に，37℃に加温していない輸血を行ってはならない．

寒冷曝露により溶血悪化をきたすおそれがある．37℃に加温した輸血を行う．

㊱ 腎性貧血の患者に，放射線照射後長時間経過した血液を輸血してはならない．

移植片対宿主病（GVHD）予防のための放射線照射の弊害の1つに，高K血症が生じやすいことがあり，腎不全の患者では重篤になるおそれがある．
放射線照射後，すみやかに輸血を開始する．

㊲ 極度の貧血（Hb 5 g/dl 以下）を認める患者に，高速の輸血を行ってはならない．

心不全をきたすおそれがある．緩徐に投与する．

㊳ 重度の好中球減少期の患者に，非加熱の食物（生もの）を食べさせてはならない．

生野菜，生魚，果物に付着している細菌や真菌が感染源になる可能性がある．加熱食を原則とするが，バナナなど皮をむいて食べる果物は摂取可能である．

㊴ 悪性リンパ腫の患者で重症の腎障害を呈するものに，シスプラチン，エンドキサンを通常量投与してはならない．

血清クレアチニン上昇などの腎不全のある患者には，上記薬剤の投与は控える．どうしても投与せざるをえない場合には，解毒性，腎機能モニターして減量して投与する．

❹⓪ アルブミン製剤は，① 栄養補給，② 単なる血漿アルブミン濃度の維持，③ 全血の代用として，赤血球濃厚液と併用することを目的に投与してはならない．

本薬の使用は，病態の一時改善を図るものであり，原因療法ではない．慢性の病態に対する投与はアルブミンの合成能低下をまねく．

❹① B 型肝炎＋悪性リンパ腫の患者の治療として，大量の副腎皮質ステロイドの短期投与または副腎皮質ステロイド＋リツキシマブの投与を行ってはならない．

肝炎増悪，さらに劇症肝炎化することもあり，HBV-DNA 陽性例では抗ウイルス薬(ラミブジン，アデホビルなど)の併用を考える．

❹② 原因のはっきりしない巨赤芽球性貧血の患者に，葉酸の単独投与を行ってはならない．

ビタミン B_{12} 欠乏患者に，葉酸を先に投与すると神経症状が増悪する．

❹❸ 播種性血管内凝固(DIC)の患者に,トラネキサム酸(トランサミン®)やイプシロン-アミノカプロン酸(イプシロン®,EACA)などの抗線溶物質の単独投与を行ってはならない.

トラネキサム酸は,組織プラスミノーゲンアクチベーター(t-PA),プラスミノーゲンがフィブリンに特異的に結合する結合部位を競合的に阻害し,二次線溶を抑制するが,DIC における二次線溶反応は生体の虚血に対する防御反応であり,トラネキサム酸の単独投与は禁忌である.また,EACA をヘパリン投与後に使用し,有効であったとする報告もあるが,EACA 単独使用も線溶系のみを抑制し,重症の血栓症を発症する可能性があり,禁忌である.蛋白分解酵素阻害薬やヘパリンなどによる治療を原則とする.

❹❹ 無尿や重篤な腎障害のある患者に,メシル酸デフェロキサミンを投与してはならない.

メシル酸デフェロキサミンは 3 価の鉄イオンと特異的に結合し,腎から排泄されるためである.腎障害の患者には投与しないのが原則である.

㊺ 心機能障害またはその既往のある患者に，アントラサイクリン系抗生物質を投与してはならない．

重篤な心合併症を発症するおそれがある．

㊻ 重篤な肺機能障害，胸部 X 線写真上びまん性線維化病変を認める患者に，塩酸ブレオマイシン（ブレオ®）を投与してはならない．

間質性肺炎の発症を認めることがある．
→治療/呼外/22/306 頁

㊼ 重篤な肝障害のある患者に，蛋白同化ステロイドを投与してはならない．

肝障害の増悪をきたし，致命的になることがある．

㊽ シタラビン（キロサイド®）大量療法では，決められている時間に薬剤を投与しなくてはならない．

投与時間が長くなると，薬剤の骨髄毒性が増強するからである．

㊾ IgA 欠損症の患者に，免疫グロブリン製剤を投与してはならない．

製剤に含まれている微量の IgA が抗原として認識され，抗体産生を誘導する．また，すでに抗 IgA 抗体を保有している場合は過敏反応を起こすおそれ

がある．

→治療/膠ア/15/229 頁

❺⓪ 明らかな感染症を合併あるいは重症糖尿病を合併している患者に，ステロイドパルス療法を行ってはならない．

　感染症の増悪，糖尿病の悪化をまねくため，ステロイドパルス療法は行うべきではない．

❺① 橋本病や甲状腺機能低下症の患者に，抗結核薬リファンピシンをむやみに投与してはならない．

　リファンピシンは甲状腺ホルモンの代謝を促進し，血中甲状腺ホルモン濃度を低下させるので，甲状腺機能低下症を発症する．橋本病の患者にリファンピシンを投与すると，甲状腺機能低下症を発症することがある．また，橋本病で潜在性甲状腺機能低下症の患者にリファンピシンを投与すると，顕在性甲状腺機能低下症を発症する．

→治療/内分/19/206 頁

内分泌内科

❶ 副腎不全と甲状腺機能低下症のある患者では，最初に甲状腺ホルモンを投与してはならない．

汎下垂体機能低下症，Sheehan 症候群，Schmidt 症候群などで副腎不全と甲状腺機能低下症のある患者に，副腎皮質ステロイドホルモンの補充なしに甲状腺ホルモンを投与すると，相対的に副腎不全になり，副腎クリーゼ(adrenal crisis)を起こす．副腎皮質ホルモン(ヒドロコルチゾン)20〜30 mg を前もって補充してから甲状腺ホルモンを投与する．最初から甲状腺ホルモンを投与すると，不足していた内因性コルチゾール代謝が促進され，また全身の代謝も亢進し，相対的に副腎不全が悪化し，副腎クリーゼになる．いずれにしろ，甲状腺機能低下症の患者をみたら，甲状腺ホルモンの投与前に副腎皮質機能を検査する．副腎皮質機能低下があれば，副腎皮質ホルモン(ヒドロコルチゾン)を十分補充してから甲状腺ホルモンを投与する．

❷ 褐色細胞腫では，β遮断薬の単独投与を行ってはならない．

褐色細胞腫の高血圧は，カテコールアミンの $α_1$ 受容体を介する高血圧である．このため，術前の血圧コントロールには α 遮断薬(カルデナリン®，デタントール®)を用いる．β 遮断薬の単独使用により，

$α_1$受容体系が活性化され,高血圧が悪化する.動悸,発汗過多などに対し$β$遮断薬を用いる場合にも,あらかじめ$α$遮断薬を投与したあとで$β$遮断薬を投与する.褐色細胞腫では$α$遮断薬と$β$遮断薬,Ca拮抗薬を併用して血圧の安定化を図る.$β$遮断薬の単独投与は,$β_2$遮断による血圧上昇をまねくので行ってはならない.

褐色細胞腫の手術中の血圧コントロールは$α$遮断薬フェントラミン(レギチーン®)で行う,

→治療/代内/5/211頁

❸ 副腎皮質ステロイドホルモンを長期に投与している患者では,急に服用を中断させてはならない.

副腎皮質ステロイドホルモンの総投与量がプレドニゾロン相当で3gを超えると,視床下部-下垂体-副腎皮質系のフードバック機構が抑制を受け,ストレスがあっても副腎皮質からのコルチゾール分泌が増加しないので,副腎皮質ステロイドホルモンの中断は急性副腎不全(離脱症候群)-副腎クリーゼ(adrenalcrisis)を引き起こす危険性がある.副腎皮質ステロイドホルモンの投与量を徐々に減量し,最終的にはヒドロコルチゾン(コートリル®)20mg隔日投与にしてから中止する.

→治療/腎内/12/159頁,膠ア/治療/4/223頁,治療/皮膚/20/399頁,治療/泌尿/12/412頁

❹ Basedow 病妊婦では,放射性ヨード(^{131}I)療法を行ってはならない.

Basedow 病妊婦では放射性ヨード(^{131}I)療法は行わない.放射性ヨードは 24 時間以内に甲状腺で有機化される.被曝直後から甲状腺破壊が起こる.児に甲状腺機能低下症,甲状腺腫,クレチン症,甲状腺癌が発症する可能性がある.

→治療/代内/4/211 頁

❺ 低 K 血症患者に,K.C.L.® を静脈内に急速投与してはならない.

K.C.L.® を管注してはならない.K.C.L.® 静脈内急速投与は高 K 血症を引き起こす.高 K 血症は不整脈・心停止を誘発する.一般には K.C.L.® 20 mEq/時,80 mEq/日以下で投与する.また,点滴液ボトル中 K.C.L.® は 20 mEq/500 ml 以下にする.

→治療/腎内/6/157 頁,治療/消外/5/317 頁,治療/泌尿/11/412 頁,治療/麻酔/10/441 頁

❻ 褐色細胞腫では,鎮吐薬メトクロプラミド(プリンペラン®)を投与してはならない.

鎮吐薬メトクロプラミド(プリンペラン®)は,褐色細胞腫からカテコールアミン分泌を刺激し,血圧を上昇させる.著明な高血圧を誘発する危険性がある.

❼ 副腎不全の患者では，副腎皮質ホルモンの増量なしに抜歯を行ってはならない．

抜歯は副腎クリーゼ（adrenal crisis）を引き起こすことがある．抜歯以外の小手術に比較して，抜歯は副腎クリーゼになることが多い．ストレスがかかる処置なので，抜歯する前には必ず連絡をとらせ，通常の2～3倍の副腎皮質ステロイドホルモンを投与する．

❽ 高Ca血症患者に，飲水制限や食塩制限を行ってはならない．

高Ca血症の患者に，飲水制限，食塩制限をすると，血中Ca濃度が上昇する．高Ca血症患者には，できるだけ動くようにし，水・食塩を与え，尿中にCaが出るようにする．

❾ 抗甲状腺薬プロピルチオウラシル（チウラジール®，プロパジール®）の投与で無顆粒球症を起こした既往がある甲状腺機能亢進症患者に，再度プロピルチオウラシルを投与してはならない．

抗甲状腺薬による無顆粒球症の発症頻度は0.1～1.0%とされている．無顆粒球症の既往がある患者では，再発の可能性があるため同薬剤の再投与は禁忌である．他剤（チアマゾール；メルカゾール®）に変更しても無顆粒球症が発症する可能性があり，慎重

に投与する．

❿ 単純性甲状腺腫では，抗甲状腺薬は投与してはならない．

　単純性甲状腺腫では，甲状腺機能は正常である．抗甲状腺薬は甲状腺機能低下症を引き起こす．血中甲状腺ホルモンは低下し，甲状腺刺激ホルモン（TSH）が上昇する．この上昇した TSH が甲状腺を刺激し，甲状腺は腫大する．

　単純性甲状腺腫では，抗甲状腺薬は投与しない．そのまま観察する．

→治療/代内/26/217 頁

⓫ 無痛性甲状腺炎に，抗甲状腺薬を投与してはならない．

　甲状腺中毒症（甲状腺機能亢進症）には，Basedow 病による甲状腺機能亢進症と，甲状腺の破壊による甲状腺ホルモン血中流出がある．後者には，亜急性甲状腺炎と無痛性甲状腺炎がある．無痛性甲状腺炎は，甲状腺に自発痛，圧痛がなく，甲状腺中毒症（甲状腺機能亢進症）の症状が前景に立つので Basedow 病と誤診しやすい．無痛性甲状腺炎では，甲状腺ホルモンの産生過剰はなく，甲状腺ホルモン産生低下がある．自然経過で甲状腺ホルモンの低下が起こることも多いので，抗甲状腺薬を投与すると甲状腺機能低下症になる．

　そのまま経過を観察する．動悸，手指振戦が強い

❶⓻ 副甲状腺機能亢進症による高 Ca 血症では，サイアザイド系利尿薬を投与してはならない．

著しい高 Ca 血症の場合，生理食塩水で細胞外液量の不足を補充して糸球体濾過量(GFR)を保持し，Ca 排泄を促進しなければならない．サイアザイド系利尿薬は Ca 排泄を阻害するので，高 Ca 血症ではサイアザイド系利尿薬を使用してはならない．フロセミドは心不全徴候が出現したとき，必要に応じて使用する．

→治療/消外/47/329 頁

❶⓼ 高 Ca 血症の治療に，リン酸製剤を静注してはならない．

リン酸製剤の投与により血清 Ca は低下するが，軟部組織へリン酸カルシウムの結晶が沈着する．特に静注の場合，肺，腎への急激な石灰化をきたすことがある．高度の低リン血症による溶血性貧血，白血球機能異常，横紋筋融解などの可能性がある場合には，中性リン酸製剤の経口投与を行う．

❶⓽ 副腎不全のある患者に，抗結核薬リファンピシンを不用意に投与してはならない．

リファンピシンは副腎皮質ステロイドホルモンの代謝を促進し，血中副腎皮質ホルモン濃度を低下させるので，副腎不全が悪化し，副腎クリーゼ(adrenal crisis)を発症する．リファンピシンは副腎不全を誘発する．

　副腎不全のある患者に，抗結核薬リファンピシンを投与するときは，副腎皮質ホルモン投与量を増量する．副腎不全患者に抗結核薬リファンピシンを投与してもよいが，リファンピシンは副腎皮質ホルモンの代謝を亢進させることを知っておくことが大切である．

　注）リファンピシンは甲状腺機能低下症を誘発する(N Engl J Med 352：518, 2005)．甲状腺機能正常の橋本病患者にリファンピシンを投与すると甲状腺機能低下症になることがある．

→治療/血内/51/198頁

⑳ 心因性多飲症では，抗利尿ホルモン(ADH)投与を行ってはならない．

　心因性多飲症では，精神的な原因で多飲となり，血漿浸透圧低下によるADH分泌抑制・多尿がみられる．そこにADHを投与すると，尿量が過度に減少して水中毒をきたす危険がある．特に，冠動脈硬化症，心不全，妊娠中毒症などでは，水中毒がそれらの病態を悪化させる可能性がある．

　ADHにはバソプレシン(ピトレシン®)とデスモプレシン®(DDAVP)がある．ピトレシン®は注射液であり，デスモプレシン®は点鼻液，スプレーである．

　ピトレシン®，デスモプレシン®(DDAVP)は中枢

性尿崩症に対してのみ適応である．心因性多飲症の治療は飲水制限である．

→治療/代内/25/217 頁

㉑ ブロモクリプチン(パーロデル®)は，空腹時に投与してはならない．

高プロラクチン血症の患者にブロモクリプチン(パーロデル®)を投与するときは，スナックなどをとらせたあとに，少量の投与から開始しないと吐気のために服用できないことが多い．ブロモクリプチン(パーロデル®)は食後に投与する．

㉒ 痛風患者にはサイアザイド系あるいはループ利尿剤を用いてはならない．

サイアザイド系とループ利尿剤は高尿酸血症を引き起こす．Na 利尿剤はすべて高尿酸血症を引き起こす．Na 利尿剤を使用するときは尿酸に注意する．アロプリノール(ザイロリック®)を投与する．痛風の既往歴がある患者ではアロプリノール投与で尿酸を 6 mg/dl 以下にする．痛風の既往歴がない患者ではアロプリノール投与で尿酸を 10 mg/dl 以下にする．プロベネシドを併用すると利尿効果が減弱する．

→腎内/治療/34/208 頁, 治療/代内/19/215 頁, 整外/治療/27/361 頁

㉓ 急性痛風発作の患者には，アロプリノール（ザイロリック®）を投与してはならない．

痛風発作時にアロプリノールを投与すると痛みが増強する．尿酸合成阻害薬アロプリノールは，急性痛風発作がおさまるまでは投与しない．

痛風発作開始3日以内の急性関節炎には，ナプロキセン（ナイキサン®）錠（100 mg）3錠を3時間以上間隔をあけて投与する．痛風発作寛解期の亜急性関節痛（発作数日以降）にはボルタレン SR® カプセル（37.5 mg）2カプセル分2で投与する．痛風発作の予兆があるときはコルヒチン®錠（0.5 mg）1錠を頓用する．

→治療/代内/18/215頁，治療/膠ア/24/232頁

代謝内科

❶ 意識障害のあるインスリン治療中の糖尿病患者に，安易にインスリン投与を行ってはならない．

薬物治療中の糖尿病患者では，低血糖に伴う意識消失の場合，インスリン投与は低血糖をさらに増悪させる．血糖値を必ず測定し，低血糖であればブドウ糖液を静注する．

❷ 高血糖に伴う昏睡患者にインスリンを投与する場合，皮下注射を行ってはならない．

脱水状態であるので末梢循環が虚脱しており，皮下注射されたインスリンは吸収されない．適切な輸液とともに，速効型インスリンの静脈内投与が正しい．

❸ 低 Na 血症の急激な補正を行ってはならない．

急激に補正すると，橋中心髄鞘崩壊(central pontine myelinolysis)を起こす可能性がある．血清 Na 値の改善速度は，0.5〜1 mEq/l/時くらいが目安である．

→治療/腎内/2/156 頁，治療/神内/4/169 頁，治療/脳外/7/284 頁，治療/消外/9/318 頁，治療/救急/1/475 頁

❹ Basedow 病（甲状腺機能亢進症）患者の妊娠中および授乳期に，放射性ヨード療法を行ってはならない．

胎児・乳児のクレチン症および甲状腺腫を引き起こす可能性があるため，禁忌である．

→治療/内分/6/201 頁

❺ 褐色細胞腫の患者に，β遮断薬を単独で投与してはならない．

褐色細胞腫では，カテコールアミンの過剰分泌により血管のα受容体を介して高血圧が引き起こされる．そのため，β遮断薬の単独投与は，高血圧を悪化させるので不可である．頻脈，不整脈でβ遮断薬が必要な場合には，あらかじめα遮断薬を投与して血圧を安定させておかなければならない．

→治療/内分/2/199 頁

❻ 糖尿病患者ならびに糖尿病腎症が原因のネフローゼ症候群患者には，ステロイド治療を行ってはならない．

ステロイドホルモンは，肝臓で糖新生促進作用，末梢組織で糖利用抑制作用があるため，血糖が上昇して糖尿病が悪化することになる．ステロイド治療がどうしても必要な場合，糖代謝改善にはインスリン療法を行う．

→治療/腎内/11/159 頁

❼ ベンズブロマロン(ユリノーム®)は,肝障害合併例に投与してはならない.

ベンズブロマロン(ユリノーム®)による劇症肝炎などの重篤な副作用が報告されている.

→治療/消内/11/142 頁

❽ 甲状腺未分化癌では,腫瘍摘出術を行ってはならない.

甲状腺未分化癌は,増殖速度が著しく速いため転移傾向が際立っており,手術は禁忌とされている.抗腫瘍薬,放射線による治療が第1選択である.

❾ 空腹時血糖値が 250 mg/dl 以上,または尿ケトン体中等度以上陽性では運動療法を行ってはならない.

運動によりさらに血糖値が高くなる可能性の多いことが知られている.

食事療法や薬物療法(インスリン治療が望ましい)により治療を開始する.

❿ 高血糖状態から急激に血糖をコントロールしてはならない.

脳浮腫を起こす可能性がある.血糖低下速度は 100 mg/dl/時前後が目安である.

⓫ スルホニル尿素薬での低血糖発作に対する治療は，高張ブドウ糖液 1 回のみの静注であってはならない．

　低血糖が遷延したり再発（再燃）したりするので，ブドウ糖液 1 回のみの静注ではなく，持続点滴静注かグルカゴン 1 mg の筋注が有効である．

⓬ 血清尿酸値を急激に変動させてはならない．

　血清尿酸値の上昇時のみならず，急激な下降で遊離尿酸結晶が生じて，痛風性関節炎が惹起される．尿酸降下薬は最少用量より開始する．

⓭ 腎性低尿酸血症患者では，過激な運動を行わせたり，脱水に陥らせてはならない．

　本症では，過度の運動による尿酸過剰産生に脱水が加わると，急性腎不全となることがある．運動時の水分補給または運動制限を指導する．

⓮ αグルコシダーゼ阻害薬投与中の低血糖に対して，砂糖（ショ糖）は用いてはならない．

　本薬剤は二糖類から単糖類への分解を抑制するので，二糖類の砂糖ではなく，単糖類のブドウ糖を使用する．

❻ 腎不全患者に,尿酸生成抑制薬(アロプリノール)の大量投与を行ってはならない.

アロプリノールの代謝活性産物であるオキシプリノールの腎排泄遅延による血中濃度上昇により,骨髄抑制などの副作用が発現しやすい.

❻ 尿酸産生過剰型痛風・高尿酸血症に対し,尿酸排泄促進薬(プロベネシド,ブコローム,ベンズブロマロン)を投与してはならない.

体内での尿酸の産生が増加しているため,腎臓での尿酸排泄が増加し,尿路結石の合併を引き起こしやすい.

❼ 痛風腎や尿路結石合併患者に対し,尿酸排泄促進薬を投与してはならない.

腎臓に尿酸結石の沈着した痛風腎例や尿路結石合併例では,尿酸の排泄が促進されることにより,腎機能の悪化や尿路結石症の増悪を引き起こしやすい.

❽ 痛風性関節炎発症時に,尿酸低下薬を投与してはならない.

痛風性関節炎の発作時に血中尿酸の急激な是正を行うと,痛風性関節炎が悪化,再燃することがあるため,痛風性関節炎が十分鎮静してから尿酸低下薬を使用する.

→治療/内分/23/203 頁,治療/膠ア/24/232 頁

ⓕ 高尿酸血症を合併する患者に対し,降圧利尿薬(サイアザイド系利尿薬,ループ利尿薬)の投与は安易に行ってはならない.

利尿薬により体液量が減少すると,腎臓における尿酸の排泄抑制により血中尿酸値はさらに上昇する.

→治療/腎内/34/167 頁,治療/内分/22/208 頁,治療/整外/27/361 頁

ⓖ 結核性関節炎や化膿性関節炎が否定できないときに,ステロイド関節内注入を行ってはならない.

細菌による化膿性関節炎時にステロイド関節内注入を行うと,関節炎の増悪を引き起こす.

→治療/膠ア/26/233 頁

㉑ 腎不全患者に,脂質異常症治療薬ベザフィブラート(ベサトール SR®)を投与してはならない.

本剤は,特に腎不全例への投与により横紋筋融解症をきたすことが報告されており,人工透析患者や,血清クレアチニンが 2.0 mg/dl を超える症例には禁忌である.

㉒ 胆石を合併した脂質異常症の患者に，クロフィブラート（アモトリール®，コレナール®など）を投与してはならない．

クロフィブラートは，コレステロールの胆汁中への排泄を促進するので，胆石形成能が上昇するおそれがある．そのため，胆石またはその既往歴のある患者には禁忌である．

㉓ 糖尿病の妊婦を，経口糖尿病薬で治療してはならない．

スルホニル尿素薬などの経口糖尿病薬は，胎盤を容易に通過するため胎児に低血糖を引き起こし，胎児の発育遅延，奇形，死亡の原因になるため禁忌である．また，経口糖尿病薬は乳腺通過性もあるため，授乳期にも投与してはならない．

→治療/産婦/27/380 頁

㉔ 汎下垂体機能低下症の患者に，副腎皮質ステロイドホルモンの補充なしに甲状腺ホルモンを投与してはならない．

甲状腺ホルモンの先行投与はコルチゾールの不活化を促し，副腎不全をまねくことがある．したがって，副腎皮質刺激ホルモン（ACTH）の欠落を伴うときには，まずコルチゾールを補充し，甲状腺ホルモンの投与を少量から開始する．

㉕ 心因性尿崩症の患者に，抗利尿ホルモン（ADH）を投与してはならない．

　精神的要因による多飲によって起こる心因性尿崩症では，血漿浸透圧が低下するため ADH 分泌抑制，多尿となる．その際のデスモプレシン投与は，過度の尿量減少から水中毒となり，危険である．一般的には飲水制限により改善する．

→治療/内分/20/207 頁

㉖ 単純性甲状腺腫の患者に，抗甲状腺薬を投与してはならない．

　抗甲状腺薬の投与により甲状腺ホルモンの不足をきたし，甲状腺刺激ホルモン（TSH）が上昇することにより甲状腺腫の腫大をまねく．ほとんどの場合経過観察を行うが，甲状腺腫が大きい場合には甲状腺ホルモンを投与することがある．

→治療/内分/10/203 頁

㉗ 糖尿病患者には，エーテル麻酔を行ってはならない．

　エーテル麻酔時には，交感神経刺激作用により血糖値の上昇をみることがあり，糖尿病では糖代謝が抑制されているためケトアシドーシスの危険性がある．

㉘ 腸閉塞の既往のある糖尿病患者に，αグルコシダーゼ阻害薬を投与してはならない．

αグルコシダーゼ阻害薬投与により，腹部膨満，鼓腸，放屁増加などの消化器症状が発現することがある．特に，腸閉塞または開腹手術の既往のある患者では，腸内ガスの増加により腸閉塞様症状が現れる場合があるので，注意が必要である．

㉙ 糖尿病の患者に，β遮断薬を投与してはならない．

β遮断薬は，膵ランゲルハンス島に作用しインスリン分泌を抑制するので，糖尿病が悪化する危険性が高い．降圧薬としてはレニン・アンジオテンシン抑制薬（ARB，ACE 阻害薬）や血管拡張薬（Ca 拮抗薬，$α_1$遮断薬など）を選択する．

㉚ 高齢糖尿病患者，心不全患者，腎不全患者，アルコール多飲者にビグアナイド薬を投与してはならない．

上記患者や，肝機能障害，低酸素血症，脱水症を伴う患者では，ビグアナイド薬の重篤な副作用である乳酸アシドーシスを起こしやすく，予後不良のため禁忌である．

→治療/老年/22/268 頁

㉛ 横紋筋融解症を引き起こす可能性のある患者に，3-ヒドロキシ-3-メチルグルタリルコエンザイム(HMG-CoA)還元酵素阻害薬を投与してはならない．

　重篤な腎機能障害患者やフィブラート系薬剤，免疫抑制薬(シクロスポリンなど)を併用している患者では，筋肉痛，CK上昇，血中および尿中ミオグロビン上昇を特徴とし，急激な腎機能悪化を伴う横紋筋融解症が現れやすい．

㉜ 肝機能障害や心不全の有無を確認せずに，塩酸ピオグリダゾン(アクトス®)を投与してはならない．

　インスリン抵抗性改善血糖降下薬であるピオグリダゾンは主に肝臓で代謝されるため，重篤な肝機能障害のある患者では，その蓄積により低血糖を起こすおそれがある．また，水分貯留を示す傾向があり，浮腫の出現や心不全が悪化する場合がある．

㉝ 肥満を伴う2型糖尿病患者の初期治療として，スルホニル尿素薬を投与してはならない．

　まずは食事療法と，可能なら運動療法を行う．2〜3カ月経過してから，必要であればビグアナイド薬やインスリン抵抗性改善薬，αグルコシダーゼ阻害薬を投与する．

膠原病・アレルギー・免疫疾患

❶ 頸椎病変を有する関節リウマチ(RA)患者に，首の運動を推奨してはならない．

　発病後数年以上の RA 患者では，頸椎病変(環・軸椎あるいは下位頸椎の亜脱臼)がしばしば認められる．これらの病変は進行すると，脊髄や神経・血管の圧迫を生じ，ときに致命的な合併症を生じる．したがって，頸椎病変を有する RA 患者には，予防的に頸椎カラーを装着させ，頸椎の安静を保つとともに，局所への急激な衝撃を予防する．また，病変の程度が強い症例では，予防的に整形外科的な頸椎固定術を考慮する．

❷ 頸椎前方亜脱臼のある RA 患者に，強い頸部の前屈をとらせてはならない．

　頸椎病変は，RA でただちに生命予後に影響を与える病変である．常にその存在の可能性を考慮する必要があるが，前方亜脱臼のある患者については，頸部の強い前屈により頸髄の圧迫症状が出現する．これが高度の場合，四肢麻痺や呼吸停止など，きわめて重篤な状態になりうる．強い前屈をとらせないのが原則である．

❸ 疾患活動性のコントロールが不十分な全身性エリテマトーデス(SLE)患者に,妊娠を許可してはならない.

SLE 患者では,妊娠・分娩に際して疾患活動性の増悪など,種々のリスクファクターがある.したがって,SLE 患者に妊娠を許可する場合には,プレドニゾロンの維持量(5〜10 mg/日程度)で少なくとも1年間は症状が安定しており,腎機能障害も軽度(血清クレアチニン 1.5 mg/dl 以下,クレアチニンクリアランス 60 ml/分以上,蛋白尿が陽性でも安定していること)で,血小板減少症などを認めないことが望ましい.なお,免疫抑制剤投与中にも妊娠は許可しない.妊娠は落ち着いた状態の SLE 患者に許可するのが原則である.

❹ 長期の副腎皮質ステロイドホルモン治療を受けている患者では,ストレス時(手術,重篤な急性感染症など)にステロイドを減量あるいは中止してはならない.

ステロイド長期投与中の患者では,急性のストレスに対応するために必要な内因性ステロイドの分泌能が低下している.このため,全身麻酔下での手術時など強いストレスにさらされる場合には,急性副腎不全を予防するために十分量のステロイド(ヒドロコルチゾン 300 mg/日,2〜3日程度)の補充が必要である.ストレス下では,むしろ一時的に増量す

ることが原則である.

→治療/腎内/12/159頁,治療/内分/3/200頁,治療/皮膚/20/399頁,治療/泌尿/12/412頁

❺ ワルファリン投与時には,定期的な血液凝固検査による投与量の管理を怠ってはならない.

ワルファリン投与中には薬剤の効果の確認とともに,副作用としての重大な出血を予防するために,プロトロンビン時間,国際標準率(INR),あるいはトロンボテストなどの検査を定期的に行い,適正な投与量を管理する.

❻ アスピリン喘息の既往のある患者に,非ステロイド性抗炎症薬(NSAIDs)を投与してはならない.

アスピリンをはじめとする酸性NSAIDsは,アラキドン酸代謝において,シクロオキシゲナーゼを阻害し,ロイコトリエン産生を増加させる.この結果として,喘息発作が誘導されるものであるが,発作は一般に重篤となるので注意が必要である.酸性NSAIDs以外にも,ステロイドの一部(水溶性プレドニン®やソル・コーテフ®,サクシゾン®など),および食品添加物の一部(タートラジンや安息香酸ナトリウムなど)でも生じる.特にステロイドについては,発作を抑える目的で使用し,かえって悪化させることがあるので,注意が必要である.また,一部

の喘息患者はアスピリン喘息を起こすので,喘息患者にむやみに NSAIDs を投与してはならない.どうしても必要であれば,塩基性 NSAIDs を投与する.

→治療/呼内/9/128 頁

❼ 妊娠中の RA 患者には,疾患修飾性抗リウマチ薬(DMARDs)を投与してはならない.

DMARDs のうち金チオリンゴ酸ナトリウム,オーラノフィン,D-ペニシラミンには,催奇形性が報告されている.また,スルファサラジン,ブシラミン,メトトレキサート(MTX)では「有益性を考慮しての投与」,もしくは「投与しないことが望ましい」と薬情報に記載されており,妊娠中の DMARDs の安全性は確立されていない.したがって,妊娠中の RA 患者には,原則として DMARDs の投与は禁忌と考えたほうがよい.しかし,一般に妊娠中には RA の活動性が低下する症例が多く,DMARDs を中止しても活動性の増悪を認めないことが多い.

❽ RA の症例で,慢性維持透析,腎機能障害者,高齢者,低アルブミン血症がある場合には,メトトレキサート(MTX)の低用量パルス療法を行ってはならない.

白血球減少症,血小板減少症,赤血球減少症や汎血球減少症をきたすことがある.

① 慢性維持透析:薬剤が腎より排泄されないために,投薬は禁忌である.

②腎機能障害(血清 Cr 2.0 mg/dl 以上):薬剤の腎排泄が遅延するので,投薬には厳重な注意を要する.

③高齢者(75歳以上):消炎鎮痛薬を含めた多剤を投薬している症例に発症しやすい.理由は,加齢による腎障害と,消炎鎮痛薬や他の薬剤が血清アルブミンと結合するために,MTX の活性型が相対的に増加することによる.

④低アルブミン血症:アルブミン結合の MTX 量を減少させるため,活性型 MTX 濃度が血中に増加することによる.

❾ 抗リン脂質抗体症候群(APS)の妊婦に対して,血栓症あるいは子宮内胎児死亡の予防にワルファリンを投与してはならない.

ワルファリンは胎盤を通過し,催奇形性や胎児の中枢神経障害,出血を生じる可能性があり,妊婦への投与は禁忌である.また,本剤は母乳中にも移行し,新生児に出血傾向が出現することがあり,ワルファリン服用中には授乳を禁止する.妊娠中に血栓予防が必要な APS 患者の場合には,アスピリン少量あるいはヘパリン(欧米では低分子ヘパリンの皮下注が第1選択となっている)の投与を行う.

❿ APSでワルファリン内服中は，納豆，クロレラ，大量の緑黄色野菜を摂取させてはならない．また，グラケー®との併用を行ってはならない．

ワルファリンは，ビタミンKに拮抗し肝臓のビタミンK依存性血液凝固因子(プロトロンビン，第Ⅱ，第Ⅸ，第Ⅹ因子)の生合成を抑制して抗凝固作用を示す．ビタミンKが豊富な食品およびビタミンK製剤はその作用を阻害するので，注意を要する．

→治療/心外/8/332頁

⓫ 脂肪製剤の静注の際に，点滴ルートに塩化ビニル樹脂(PVC)製のものを用いてはならない．

脂肪製剤やある種の抗癌剤(VP-16など)やある種の免疫抑制薬(サンディミュン®，プログラフ®)では，その基剤によっては点滴ルートのPVCに含まれる可塑剤であるフタル酸ジエチルヘキシル(DEHP)が溶出してくることが知られている．これが体内に入ることにより，ショックなどを引き起こす可能性があるので，これら製剤を用いる際には，PVCフリー輸液セットを用いなくてはならない．また，ミリスロール®，ニトロール®，ドリミカムではPVC製の輸液セットに薬剤が吸着されることも知られている．

⓬ 関節リウマチ(RA)にメトトレキサート(MTX)との併用なしにインフリキシマブ(レミケード®)を用いてはならない.

インフリキシマブは抗 TNF-α モノクローナル抗体で,抗体の抗原結合部分がマウス蛋白質で,残りはヒト化されたキメラ型抗体である.このため,このマウス部分に対する中和抗体ができやすいとされており,単剤での使用で効果が減弱してくる理由とされている.MTX の併用はこの中和抗体の産生を抑制するとされており,またこの薬剤は MTX 無効例が適応であり,MTX に追加して用いなくてはならない.

⓭ 関節リウマチ(RA)にインフリキシマブ(レミケード®)などの生物製剤同士を併用してはならない.

生物製剤はそれぞれの蛋白質の作用部位に合わせて作られたものである.これを併用することの意味は全くなく,また想定されていない副作用を生じる可能性もあり,絶対に行ってはならない.

単剤でまたは他の DMARDs と併用して用いる.なお,レミケード®は必ず MTX と併用して用いなければならない.

❹ 活動性の結核ないし非定型性抗酸菌症を合併した関節リウマチ患者に生物製剤を投与してはならない．

生物製剤は感染症に対する免疫反応も低下させる．特に結核菌などの細胞内感染細菌はこれらの製剤の投与により再活性化を来す．活動性のあるこれら感染症があるときに生物製剤を投与することは感染のコントロールがつかなくなり，大変危険であり，絶対に投与してはいけない．

❺ IgA 欠損症を合併する患者に，γグロブリン大量療法を施行してはならない．

自己免疫疾患患者では，IgA 欠損症を合併する頻度が高い．IgA 欠損患者の一部は，すでに抗 IgA 抗体を保有しており，γグロブリン製剤をはじめとする IgA 混入の可能性のある血液製剤の投与により，アナフィラキシーショックなどの過敏反応を起こす可能性がある．

γグロブリン製剤投与前には各免疫グロブリン量を定量し，必要な患者にのみ投与する．

→治療/血内/49/197 頁

❻ 抗生物質を投与しても発熱が続く場合には，抗生物質自身による薬剤アレルギーの発熱を否定してはならない．

薬による発熱（drugfever）は薬剤アレルギーの 1

つの型である．必ずしも，投与してすぐに生じるのではなく，2週間以上もたってから出現することが多いので，その存在を常に念頭におくことが重要である．

同じ抗生物質を持続していて発熱が続く場合，いずれにせよ薬剤を中止すべきである．

❼ 減感作療法の皮下注射後30分以内に患者を外来から帰してはならない．また，アナフィラキシーショックに対応できない施設で減感作療法を行ってはならない．

減感作療法の副作用の1つとして，注射後のアナフィラキシーショックがある．これは注射後30分以内に生じるので，その間は医療者の目の届く範囲にいるように患者に説明しておかなければならない．

❽ 関節リウマチ(RA)患者の関節炎の急性増悪時に，関節の運動を強制してはならない．

RAの関節炎症が強い時期には局所の安静を重視し，関節可動域訓練も最小限度とする．患者が疼痛を強く訴えた場合には，無理に行ってはいけない．全身の関節炎が増悪している場合には，全身的な安静も必要である．

→治療/リハ/14/495頁

⑲ 強皮症やその他の膠原病で，化学製品を使用した美容形成術を行ってはならない．

化学製品がアジュバントとなり，ヒトアジュバント病を生じさせ，いっそう病状を悪化させる可能性がある．

⑳ 全身性強皮症など食道蠕動運動の低下や嚥下障害を有する患者に，食直後の臥位を推奨してはならない．

食道病変による嘔吐・誤飲や逆流性食道炎の予防のため，食後 1 時間は横にならないように指導する．どうしても臥位をとらざるをえない場合には，プロトンポンプインヒビターなどを用いる．

㉑ 多発性筋炎の急性期には，筋力増強訓練を行ってはならない．

筋炎の急性期には，拘縮予防のために早期より他動的な関節可動域訓練を開始する．しかし，積極的な筋力増強訓練はむしろ筋炎を悪化させるため，急性期には禁忌である．

→治療/リハ/13/495 頁

㉒ 全身性エリテマトーデス(SLE)患者に，海水浴，スキーなど紫外線曝露の多いレジャーやスポーツを推奨してはならない．

紫外線への曝露は，多くの SLE 患者の増悪因子

の1つである．日常生活の中でもなるべく日光を避けることが望ましく，帽子や傘の使用，着衣などの工夫，紫外線遮断用のクリームの使用を推奨する．

日光にさらされないような指導を行う．また，サンスクリーン製剤の使用，着衣に工夫を行う．

㉓ SLE 患者が入院するときは，陽の当たる窓側にベッドを用意してはならない．

強い紫外線が SLE の増悪誘因になると考えられている．陽の当たらない場所にベッドを用意する．

㉔ 痛風発作時には尿酸低下薬（排泄促進薬あるいは合成阻害薬）を新たに開始したり，すでに服用中の患者では，投与量の変更を行ってはならない．

発作時に血清尿酸値を変動させると，関節炎の再燃や遷延化を生じる可能性があり，アロプリノールをはじめとする尿酸低下薬は，発作が完全に消失してから少量より開始する．

→治療/内分/23/208 頁，治療/代内/18/214 頁

㉕ 副腎皮質ステロイドホルモンの関節内注入を頻回に行ってはならない．

RA などの関節炎の局所療法として，ステロイドの関節内注射が有用である．しかし，頻回に行うと関節破壊の進行を早めたり，患者が関節内注入の依存症となりうる．したがって，ステロイドの関節内

投与は，1～2カ所の関節炎の増悪に対して1カ月以上の間隔をあけるように心がける．また，関節破壊が強いことによる頑固な関節痛であれば，整形外科的な手術療法も考慮する．

㉖ 化膿性関節炎の関節に，ステロイドの関節内注入を行ってはならない．

化膿性関節炎は，抗生物質の洗浄や外科的処置を要する．これにステロイドを注入すると，局所の感染をより助長することとなる．したがって，試験穿刺などで化膿性が疑われた場合には，ただちに整形外科医に相談することが重要である．

→治療/代内/20/215頁

㉗ RA 疑いの段階の患者やリウマチ性炎症の活動性のない末期 RA 患者に，RA に特有の治療薬である遅効性抗リウマチ薬（金製剤，D-ペニシラミン，ブシラミン，スルファサラジン，ロベンザリット，アクタリット）や免疫抑制薬（メトトレキサート，ミゾリビンなど）の投与を開始してはならない．

これらの薬剤は RA の薬物療法の中心的な治療薬であるが，副作用の出現する頻度も高く，ときには重篤な副作用がみられる．したがって，これらの薬剤は RA の診断が確実で，しかも活動性を有する患者に適応となる．また，いずれの薬剤でも反応する症例（有効例）と無効例とがあり，投与開始後には定

期的に薬剤の効果と副作用をチェックし，無効例に対して漫然と投与を続けてはならない．

㉘ 遅効性抗リウマチ薬(特にブシラミン，D-ペニシラミン，シオゾール®，カルフェニール®など)の投与中は，頻回の検尿を怠ってはならない．

これらの薬剤の副作用の頻度として多いものは腎障害である．これは，初期には自覚しにくい症状の1つである．副作用出現時は初期のうちから蛋白尿などの尿異常を呈してくることが多いので，これら薬剤の投与中は毎回外来受診時に検尿を行うようにして，その副作用の出現に注意する．

㉙ 免疫抑制薬としてシクロホスファミド(CPA)を使用する際には，就寝前に経口投与してはならない．

CPA代謝物は尿中に排泄されるため，副作用として出血性膀胱炎，ときに膀胱癌を生じることがある．代謝物の膀胱内貯留を避けるために水分を多く摂取させ，尿量を増加させることが予防対策として重要で，CPAの経口投与は午前中が望ましい．同様に，CPAを用いたパルス療法(静脈内大量間欠投与)時にも十分な飲水や輸液などを行い，尿量を確保する．なお，メスナ(ウロミテキサン®)の予防的投与も有用ではあるが，通常のCPAパルス療法では尿量の確保のみで十分である．

㉚ メチルプレドニゾロンパルス療法を,高齢者,心不全あるいは虚血性心疾患を有する患者に施行する際には,短時間で点滴静注してはならない.

　ステロイドパルス療法中や直後に不整脈,心筋梗塞をきたし,死亡した症例が報告されている.したがって,高齢者や心疾患などのリスクファクターを有する患者にパルス療法を行う際には,少なくとも1～2時間以上かけてゆっくりと注意しながら点滴投与をする.

㉛ D-ペニシラミンは,食直後に経口投与してはならない.

　D-ペニシラミンを空腹時に経口投与すると,すみやかに消化管より吸収される.しかし,本剤は食物中に含まれる鉄,亜鉛などの金属と結合すると生物学的利用率が低下するため,空腹時に投与する必要がある.食後2時間に内服とする.

㉜ 出血の可能性がある血小板減少症や血液凝固異常症患者には,NSAIDs の投与を行ってはならない.

　NSAIDs は血小板凝集能を抑制する作用があり,出血傾向を有する症例に投与すると,重篤な出血を助長する可能性がある.血小板に対する影響の少ない解熱・鎮痛薬としては,アセトアミノフェンが推

奨される．なお，このような NSAIDs の作用を応用して，血栓症の予防にアスピリン少量療法が広く行われている．

→治療/血内/17/188 頁

㉝ 腎機能低下例には，NSAIDs を投与してはならない．

NSAIDs はプロスタグランジン合成阻害による腎血流量の低下や，間質性腎障害などをきたしうる．したがって，すでに血清クレアチニンが異常値を示している症例には，できるだけ NSAIDs の投与を控える．

→治療/腎内/33/167 頁

㉞ 消化性潰瘍を有する患者には，NSAIDs を投与してはならない．

NSAIDs は胃粘膜でのプロスタグランジン産生阻害，あるいは NSAIDs の直接的な胃粘膜障害により，消化性潰瘍の誘発や潰瘍の悪化をまねく可能性があり，消化性潰瘍を有する症例には禁忌である．なお，NSAIDs 潰瘍の予防には，プロスタグランジン製剤であるミソプロストール（サイトテック®）やプロトンポンプインヒビターの併用が有用である．

潰瘍がある場合にはプロトンポンプインヒビターないしは H_2 ブロッカーを投与する．NSAIDs は必要最小限とする．

→治療/消内/16/144 頁，治療/消外/35

㊳ 強皮症や RA 患者に，D-ペニシラミン(メタルカプターゼ®)を 300 mg/日以上投与してはならない．

D-ペニシラミンによる中毒疹やリンパ球(T細胞)機能異常を誘発することにより Stevens-Johnson 症候群，ネフローゼ症候群症状，重症筋無力症，SLE 類似症状などを呈することがある．

① Stevens-Johnson 症候群：中毒疹であり，死にいたることもある．

② ネフローゼ症候群症状：T 細胞機能異常により生じ微小変化型ネフローゼと同じである．投薬を中止しないと，症状は改善しない．

③ 重症筋無力症，SLE 類似症状：T 細胞機能異常により，これらの病状が出現する．

200 mg/日以下で用いるのが原則である．

㊴ 強皮症の腎クリーゼ(SRC)に，大量のアンジオテンシン変換酵素(ACE)阻害薬を投与してはならない．

SRC ではレニン-アンジオテンシン系の亢進状態であることから，ACE 阻害降圧薬が繁用される．しかし，ACE 阻害薬は腎排泄薬剤であることから，SRC では腎排泄が遷延することより血中濃度が上昇しやすい．これにより，溶血性貧血がいっそう生じやすくなるとともに，血清 K 値も上昇しやすくなる．さらに，SRC を生じるときは腎実質内の血管も

㉟ 末梢循環不全あるいは Raynaud 現象などを有する患者には，β遮断薬を投与してはならない．

β遮断薬の副作用の1つに末梢循環障害があり，重度の末梢循環不全を有する患者への投与を禁忌とする製剤や，慎重投与とする製剤がある．また，Raynaud 現象や血管炎による四肢末梢の循環障害もβ遮断薬により増悪する可能性があり，注意が必要である．

㊱ Sjögren 症候群患者に，鎮痙薬，抗うつ薬あるいは抗ヒスタミン薬などの投与を行ってはならない．

薬理作用や副作用として唾液分泌の抑制や乾燥症状を示す薬剤，たとえば鎮痙薬，抗うつ薬，抗ヒスタミン薬などの投与によって，患者の乾燥症状が増悪する．使用する場合には乾燥が強くなることを説明し，患者本人の納得のうえで用いる．

㊲ RA 症例ですでに RA に伴う間質性肺炎が存在する患者では，メトトレキサート(MTX)低用量パルス療法を行ってはならない．

ときに間質性肺炎の急性増悪をきたすことがある．

内腔狭窄をきたしていることから，急速な降圧は糸球体血流量を低下させ，腎機能をいっそう悪化させる．必要最少量の ACE 阻害薬投与にとどめる．

❹⓪ SLE 症例に，プロカインアミド（アミサリン®）などを長期投与してはならない．

薬剤誘発性ループスを生じさせる薬剤を SLE に投与すると，SLE そのものの病状が悪化したときに薬剤性か原病かの鑑別が困難となる．

❹① 悪性関節リウマチの末梢型血管炎に，ステロイドの大量投与を行ってはならない．

末梢型血管炎は内膜増殖型の血管炎であり，ステロイド治療の対象ではない．ステロイド治療により内膜増殖が増加し，病状の悪化をまねく．

❹② 一度薬剤アレルギーを起こした薬剤を，再投与してはならない．

次に出現するアレルギー症状は，アナフィラキシーショックなどの重篤なものの可能性もありうる．特に外来の患者では生命に危険が及ぶ可能性もあり，注意を要する．

❹③ ステロイドを，いつまでも大量長期間投与し続けてはならない．

ステロイドは強い抗炎症作用と免疫抑制作用があり，副作用が全くなければ膠原病の治療薬として理

想的なものである．しかし，実際はそのホルモン作用のために強い副作用があり，これは容量依存的である．

ステロイドは，症状が安定し，疾患マーカーの検査も安定したら減量していく．初期投与量が2カ月を超えるような場合は問題であり，免疫抑制薬などの他の治療の併用などを行ってステロイドを減量する．

㊹ 糖尿病の家族歴のある患者に中等量以上のステロイド剤を投与するときは，糖尿病の発現に注意し尿糖定量などを怠ってはならない．

ステロイドの副作用の1つは，耐糖能異常を呈することである．特に糖尿病の家族歴のある患者の場合，大量のステロイドを投与されるとステロイド性糖尿病を併発してくることがある．これは尿糖の定量により簡単に調べることができるので，最低でも2週に1度以上の頻度で検査するようにする．

㊺ 中等量以上のステロイド剤を投与するときには，緑内障および白内障の出現に注意し，定期的な眼科受診を怠らせてはならない．

白内障と緑内障もステロイドの代表的な副作用である．ステロイド大量投与を始めたら，定期的な眼科受診が必要である．

㊻ SLEで急性腎不全となり、透析に移行したからといって、ステロイドなどの治療を中止してはならない.

　SLEによくみられる合併症は腎障害である．急性腎不全となって透析を始めたとしても、病勢をコントロールすることによって、透析から離脱することが可能な病態であることが多いので、十分な治療を行う必要がある．また、中枢神経病変など腎外病変を合併している例も多いので、十分な治療が必要である．ステロイドに加えて、免疫抑制薬や血漿交換療法も考慮する．

㊼ SLEのネフローゼ状態に対して、尿量を保つ目的でアルブミンをむやみに継続投与してはならない.

　低アルブミン血症は浮腫の原因となり、尿量の減少も引き起こす．利尿の目的でアルブミン製剤を投与して、血中のアルブミン濃度を上げた直後に利尿薬を投与することで、十分な尿量を保てる．しかし、これは一時的な効果しかなく、体内に入れたアルブミンは腎からただちに排泄される．このとき、腎に対しては大量の蛋白負荷が生じ、腎機能にとってはマイナス効果である．したがって、うっ血など、急速に利尿をつけたいときを除いては、尿量を保つ目的のみでアルブミン製剤を投与し続けてはならない．除水したいときは、透析、適切な利尿薬の併用

など別の方法を考慮すべきである.

㊽ 不明熱の患者に,いきなりステロイド投与をしてはならない.また,不明熱の患者に解熱薬をすぐに処方してはならない.

不明熱は,抗生物質などに反応しない原因不明の発熱である.このなかには悪性リンパ腫などの悪性疾患や SLE,多発性動脈炎,成人 Still 病などの膠原病およびその類縁疾患など,さまざまな病態が存在している可能性が考えられる.これらの病態のなかには,熱型をみただけで病名が推定されるものも存在するし,治療法が全く異なるものがありうるので,最低でも 1 日(できれば 3 日間くらい)はあらゆる解熱薬,抗生物質を含む薬剤を中止して,培養などをきちんと検査しつつ熱型をみるべきである.

熱型をみるために,安静,冷罨法,輸液などで様子をみる.

㊾ 抗リン脂質抗体症候群(APS)で抗凝固薬を投与するときには,最初からワルファリンを投与してはならない.

ワルファリンの投与初期にはプロテイン C 活性の急速な低下が原因で,一過性の過凝固状態になることがあり,このために微小血栓を生じ皮膚壊死になる可能性がある. APS で,血栓を予防したいときには,普通アスピリンを少量用いるが,中等度以上の血栓があるときは,まずヘパリンを用い,その後

ワルファリンに切り替える．ワルファリンが効果を発現するまでは数日を要するので，その間は両者を併用して投与する．

㊾ 大豆や卵アレルギーの患者に，プロポフォール（ディプリバン®）を投与してはならない．

プロポフォールは，大豆油や卵のレシチン，グリセリンの混合液にエマルジョンの形で市販されている．よって，プロポフォール自体ではなく，基材にアレルギー反応をきたすことがある．

→治療/麻酔/49/454 頁

㊿ 将来妊娠を希望する女性患者に，免疫抑制薬シクロホスファミド（CPA）を投与してはならない．

CPA の長期投与により，特に 35 歳以上では卵巣の線維化が生じ，永続的な卵巣機能不全，無月経，不妊症などの副作用が認められる．したがって，妊娠を希望する，特に 35 歳以上の女性患者には，原則として CPA を投与してはならない．

他の免疫抑制薬で疾患コントロールが可能かどうかをみる．また，CPA を用いる場合には，今後の妊娠の希望について患者や家族と十分に話し合ってから用いる必要がある．

❷ イブプロフェン投与中の全身性エリテマトーデス(SLE),混合性結合織病を CNS ループスとして治療してはならない.

消炎鎮痛薬のなかでも,イブプロフェンを SLE や混合性結合織病患者に投与して生じる無菌性髄膜炎が有名であるが,他の消炎鎮痛薬でも生じることがある.イブプロフェンは,市販の感冒薬中に含有されていることが多いので,注意を要する.

どうしても必要であれば他の NSAIDs の投与を考える.可能であれば,できるだけ NSAIDs は投与しないようにする.

❸ Behçet 病の眼症状(ブドウ膜炎,網膜症など)に,むやみにステロイドを全身投与してはならない.

失明率が高くなることが知られているので,上記眼症状の発作に対しては,コルヒチン,シクロスポリンで治療する.すなわち,コルヒチン,シクロスポリンなどの投与を先に行っていく.ステロイドはできるだけ少量とする.

→治療/眼科/15/391 頁,治療/皮膚/15/398 頁

❹ 喘息発作中に,むやみに大量の酸素投与を行ってはならない.

喘息の大発作や高度の重積状態では低酸素血症が認められるが,このとき CO_2 が蓄積してきている可

能性が高く，むやみに高濃度の酸素を投与すると，CO_2ナルコーシスを引き起こす可能性がある．呼吸管理ができる状況下で注意深く観察していく必要がある．

酸素は少量にとどめ，気管支拡張薬，ステロイド剤によって発作の改善を第一とする．

(55) SLE 患者にペニシリンを投与してはならない．

原因はよくわかっていないが，経験的に SLE 患者ではペニシリンアレルギーやペニシリンによる肝障害などの副作用が多発する．また，Sjögren 症候群でもこのような傾向が認められる．したがって，膠原病患者では，むやみにペニシリン系抗生物質は投与せず，他の抗菌薬を第一に用いるようにする．

(56) SLE を合併している B 型(または C 型)肝炎患者にインターフェロンを投与してはならない．

インターフェロンは抗ウイルス作用があり，ウイルス血症の改善が期待できる．しかし，自己免疫性肝炎の悪化や橋本病などの他の自己免疫疾患の悪化や誘発も報告されている．SLE が悪化したという報告もあり，自己免疫疾患を合併している肝炎患者では，治療上の有効性と安全性を十分に勘案したうえで用いるべきである．

→治療/消内/29/146 頁

(57) 若い患者をリウマチ性多発筋痛症と診断して，ステロイド治療を始めてはならない．

リウマチ性多発筋痛症は，言うまでもなく高齢者に認められる原因不明のリウマチ性疾患である．この疾患は原則として50歳以下の若年者に認められることはほとんどない．若年者でこの疾患を疑うには，高齢者の場合以上の十分な鑑別診断を要する．

(58) 関節リウマチ(RA)にインフリキシマブ(レミケード®)などの生物製剤を第1選択してはならない．

アメリカリウマチ学会(ACR)から提唱された関節リウマチ治療ガイドラインの2002年改訂版によれば，インフリキシマブなどの生物製剤の現在の位置付けは他のDMARDs〔特にメトトレキサート(MTX)〕が無効である場合に使用を考慮することになっている．非常に有効な薬剤ではあるが，感染症や将来の腫瘍の問題などの副作用の問題は十分に解明されていない．また，きわめて高価な薬剤でもあり，医療経済的な問題も考慮する必要がある．このため，現時点ではこれらを第1選択することには問題があり，他のDMARDsを十分に使用しても効果が明らかでない患者への投与に限るべきである．

日本国内ではまず，従来のDMARDs(ブシラミン，サラゾスルファピリジンなど)を第1選択し，これが無効の場合にMTXへの切り替え・併用を行う．

263-01633

(59) 投与前検査で結核の既往が疑われるときに抗結核薬の予防内服なしに生物製剤を関節リウマチ患者に投与してはならない．

生物製剤は感染症に対する免疫反応も低下させる．特に結核菌などの細胞内感染細菌はこれらの製剤の投与により再活性化を来す．これら製剤が市販された際の第一の問題点は結核の再活性化であり，しかも約半数は肺外結核であった．

従って，結核の既往がある関節リウマチ患者では，イソニアジド 0.3 g/日の予防内服を行いながら投与する．これにより，再活性化はほとんど抑制されるようになっている．なお，予防内服の期間は最低 9 カ月とされている．

感染症および寄生虫疾患

❶ 妊婦や新生児に、テトラサイクリン、クロラムフェニコール、ニューキノロン系抗菌薬を投与してはならない．

　テトラサイクリンは，胎児や新生児に歯牙の着色，エナメル質形成不全，一過性の骨発育不全を起こすことがあるので投与を避ける．また胎児，新生児ではクロラムフェニコールを抱合して排泄できないため，灰白症候群（グレイ症候群；嘔吐，吸乳拒否，呼吸異常，腹部膨隆などを呈し，40％が死亡）を起こすので投与しない．ニューキノロン系薬は，DNAジャイレースを阻害する抗菌薬であり，催奇形性が危惧されるため妊婦および妊娠をしている可能性のある婦人には禁忌である．また小児にも安全性が確立されていないので投与は勧められていないが，唯一トスフロキサシン（オゼックス®細粒小児用）は，2010年10月に小児にも適応が認められた．

→治療/小外/9/343頁，治療/産婦/26/379頁，治療/泌尿/27/417頁

❷ 内耳性難聴のある患者に，アミノグリコシド系抗菌薬の投与を行ってはならない．

　ストレプトマイシンに代表されるアミノグリコシド系抗菌薬は，内耳性障害を起こしやすいため，すでに内耳性障害がある場合には投与しない．

→治療/老年/2/260頁

❸ 伝染性単核症の患者に，ペニシリン系抗菌薬を投与してはならない．

抗菌薬は，薬疹の原因の約1/3を占めており，多くはβ-ラクタム薬による．伝染性単核症などのEpstein-Barr virus感染症患者では，特に薬疹が出現しやすい．伝染性単核球症の診断が得られる前に，アンピシリン（ABPC）を内服すると薬疹がみられことが多く，安易に投与しない．

→治療/呼内/11/129頁，治療/血内/28/191頁

❹ 結核性胸膜炎ではトラカールカテーテルを長期間挿入してはならない．

結核性胸膜炎では胸水を排出するために長期間トラカールカテーテルを挿入すると，穿刺部に結核性の瘻孔を形成することがあるためトラカールカテーテルは基本的に挿入しない．胸水が多いときには，なるべく一時的穿刺で用手的に排水する．

→治療/呼外/26/307頁

❺ インフルエンザ脳炎・脳症の患者には，ジクロフェナクナトリウムを含む解熱薬（ボルタレン®など）やアスピリン製剤を投与してはならない．

ジクロフェナクナトリウムやメフェナム酸を投与した場合，小児のインフルエンザ脳炎・脳症の患者の死亡率が有意に高いことが知られている．これら

の薬剤は血管内皮細胞障害を修復する酵素の働きを抑制するため，脳症を発症した場合に重症化することが予想される．一方，成人ではインフルエンザ脳症を発症する頻度は低いとされているが，これらの薬剤の作用機序は同じであるため，脳症発症時には同様のリスクを考慮すべきと考えられる．解熱薬が必要な場合には，アセトアミノフェンを使用する．

→治療/呼内/13/130 頁

❻ 採血や注射の後，注射針にリキャップをしてはならない．

針刺し事故の大部分は使用後の注射針のリキャップ時に起こる．使用済み注射針用の容器を活用し，リキャップを行ってはならない．翼状針も含めて，誤刺防止機能のついたものが市販されており，これらを活用する方法もある．万が一針刺し事故が生じた場合には，絶対に隠さず，ただちに報告し，適切な処置を行うこと．

❼ 進行した肝硬変患者には，夏季に魚介類の生食禁止を説明することを忘れてはならない．

Vibrio vulnificus は，腸炎ビブリオの一種で，海水と淡水が混じる塩分濃度が低い海域に生息し，水温が高い夏季に繁殖する．*Vibrio vulnificus* 感染症は，魚介類の生食で起きる場合が多く，免疫力が正常なヒトでは問題になることはないが，肝硬変や肝がんなどの肝疾患の患者では，重篤な敗血症や壊死性筋

炎を引き起こし, 急激な経過をとり致死的となることがある. このため, 進行した肝硬変患者が, 特に上記感染の多い夏季に生の魚介類を摂ることは避けるべきで, 患者への説明を忘れてはいけない.

❽ アンタビュース(嫌酒薬)様作用を有する抗菌薬を投与中の患者には, 飲酒禁止を説明することを忘れてはならない.

セフェム系抗菌薬のうち3位側鎖にチオメチルテトラゾール基をもつセフォペラゾンやセファマンドール, ラタモキセフなどではアセトアルデヒドデヒドロゲナーゼ活性阻害によりアンタビュース様作用が認められる. アルコール摂取により, 悪酔い症状が現れ, 重症例ではショック状態になる場合もあるため, アルコールと服用が重ならないように指導する.

❾ インジナビル(クリキシバン®)を通常の薬袋で投薬してはならない.

抗HIV薬のインジナビルは, 吸湿性が強く, これにより急速に失活する. そのためインジナビルは, プラスチックボトルなど専用の防湿性容器で保存し, 常時乾燥剤を入れておくことを患者にも注意を促す.

❿ リトナビル(ノービア®・ソフトカプセル)は,冷所で保存しなければならない.

抗 HIV 薬のリトナビル(ノービア®・ソフトカプセル)は,25℃以上になるとカプセルが溶けることがあるため,冷蔵庫内(2-8℃)に保存する.携帯などの目的で一時的に冷蔵庫から出す場合も,25℃以上にならないように注意する.また,本薬には多くの併用禁忌薬がある.一方,ノービア®内用液は低温(冷蔵)を避け,20~25℃保管することが望ましい.

⓫ 抗菌薬に対するアレルギーの既往を問診せずに,抗菌薬を投与してはならない.

重篤なペニシリンアレルギーなどを避けるために,必ず投与前に薬剤に対するアレルギーの既往を問診することが必要である.また,特に初めての抗菌薬の投与開始直後には細心の注意が必要である.意識障害などで問診ができない患者への抗菌薬の投与時にも,注意深い観察を行う.

⓬ 重篤な肝障害や腎障害のある患者に,肝臓や腎臓で代謝されたり,これらの臓器で排泄される抗菌薬等の投与を行ってはならない.

肝硬変や慢性腎不全などの重篤な肝・腎障害のある患者に,それぞれ胆汁排泄や肝代謝型(リファンピシンなど),腎排泄型(アミノグリコシド系抗菌薬な

ど)の薬剤を投与すると,血中濃度が上昇して副作用の原因となる.感受性試験から,他系統の第2選択薬がなく投与が必要な場合には,投与量を減らすか,投与間隔を延長する必要がある.

⓭ 妊婦には,安易に抗菌薬を投与してはならない.

妊婦には不必要な薬剤の投与は避けるべきであるが,特に,器官形成期(妊娠3～8週)は薬剤の影響を受けやすく,器官形成が妨げられ,奇形発生の可能性がある.この時期に投与されて胎児毒として作用したり,催奇形性作用があると考えられる薬剤は多くあるが,抗菌薬ではニューキノロン系,ストレプトマイシン,テトラサイクリン系,サルファ剤など,抗真菌薬ではアゾール系,抗ウイルス薬ではガンシクロビルなどがあげられる.

⓮ 腸管感染症患者の腹痛や下痢に対して抗コリン薬や止痢薬を投与してはならない.

腸管出血性大腸菌などに代表される毒素型細菌性食中毒患者の腹痛,下痢に対して抗コリン薬,止痢薬を投与すると,毒素の排泄が遅れ,吸収が亢進し,病勢の悪化につながる.

→治療/消内/22/145b 頁

⓯ 中枢神経疾患のある患者や痙攣の既往のある患者に，イミペネム・シラスタチンナトリウム(IPM/CS)を大量投与してはならない．

カルバペネム系抗菌薬であるイミペネム・シラスタチンナトリウムは重症感染症に用いられるが，大量投与時の中枢神経系副作用が報告されている．特に，痙攣，脳血管障害，脳腫瘍，脳脊髄膜炎などの中枢神経疾患やその既往がある場合には，副作用の発現頻度が高くなるため投与は避けるべきである．その他，バルプロ酸ナトリウムとの併用でバルプロ酸の血中濃度が低下してんかん発作が起こる場合がある．また，ガンシクロビルとの併用によっても痙攣の報告があるので注意を要する．

⓰ 腎不全患者に，抗ウイルス薬であるアシクロビル(ゾビラックス®)を通常の用法・用量で投与してはならない．

アシクロビルは，比較的安全性の高いヘルペスウイルス感染症に対する抗ウイルス薬であるが，振戦，見当識障害，幻覚，意識障害などの精神神経系の副作用が報告されている．特に腎不全患者において副作用の頻度が高く，重症例も多い．これはアシクロビルが尿中に排泄されるため，腎不全患者で常用量を通常の投与間隔で投与すると，体内への蓄積を引き起こすためと考えられる．腎不全患者にヘルペス脳炎などが合併した例では，1回投与量を減らすか，

投与間隔を延ばすことが必要である．

⓱ 再生不良性貧血などの造血機能障害のある患者に，クロラムフェニコールを投与してはならない．

クロラムフェニコールの骨髄障害には，早期に起こる用量依存的骨髄抑制と，遅延型で投与量に依存しない再生不良性貧血があり，後者は不可逆的で致死率が高い．このため，すでに造血機能に障害のある患者にクロラムフェニコールを投与してはならない．

⓲ 15 歳未満の水痘・インフルエンザの患者に，アスピリンなどのサリチル酸製剤を投与してはならない．

極めてまれであるが，小児では水痘やインフルエンザなどのウイルス感染後にライ症候群を発症することがある．ライ症候群の発症原因はいまだは明らかではないが，サリチル酸製剤との関連性を疑わせる報告があり，投与しないことが望ましい．

⓳ バンコマイシンやクリンダマイシンを急速静注してはならない．

バンコマイシンの急速静注によって，ヒスタミン遊離による症状（レッドマン症候群）や血圧低下が現れることがあるので，必ず 60 分以上かけて点滴静注を行う．また，クリンダマイシンの急速静注によ

りショックや心停止を起こす場合があり，30分〜1時間以上かけて投与する．エリスロマイシンでも同様である．

❷⓪ 汎血球減少症の患者に，ジドブジン(レトロビル®)，ガンシクロビル(デノシン®)，バルガンシクロビル(バリキサ®)を投与してはならない．

ジドブジン，ガンシクロビル，バルガンシクロビルの重篤な副作用は骨髄抑制であり，好中球減少<500/mm³未満>，血小板減少<25,000/mm³未満>またはヘモグロビン減少<8g/dL 未満>等の著しい骨髄抑制が認められた場合は，骨髄機能が回復するまで休薬する．

❷① デング出血熱に，アスピリンを使用してはならない．

デング出血熱では血管透過性の亢進と，血液凝固系の異常により出血傾向や循環障害を示すが，輸液・輸血が治療の主体であり，アスピリンの投与は出血傾向の増悪やライ症候群発症の可能性があるので投与してはならない．

㉒ メチシリン耐性黄色ブドウ球菌(MRSA)保菌者に,術前の除菌などの特殊な場合を除きバンコマイシンの全身投与を行ってはならない.

MRSA が検出されるだけで感染症状のない保菌者に対し,MRSA 感染症の治療薬であるバンコマイシンやアルベカシン,テイコプラニン,リネゾリドなどの投与は,耐性化を助長する危険性がある.術前患者や医療従事者が保菌者であり,MRSA の除菌が必要な場合には,ムピロシンの短期鼻腔投与などを考慮する.

㉓ 光線過敏症患者に,ニューキノロン系抗菌薬を投与してはならない.

光線過敏症を起こす抗菌薬としてニューキノロン系,テトラサイクリン系,ST 合剤,フルシトシンなどがある.特にニューキノロン系抗菌薬でその頻度が高いが,薬剤間でも差がある.

㉔ 有鉤条虫症の治療に,虫体を破壊するおそれのある駆虫薬(パロモマイシンなど)を用いてはならない.

腸管内での虫体の破壊により虫卵が逸脱する.その虫卵から放出された六鉤幼虫が腸管壁を穿通し,血行性に全身に散布され重篤なヒト有鉤嚢虫症を起こす.

㉕ 漫然と抗菌薬を投与してはならない.

明らかな原因菌が検出され,それに対して有効な抗菌薬を選択していても,宿主の状態によっては軽快しないことがある.有効な抗菌薬を3日投与して軽快傾向がなければ,宿主の病態(閉塞性肺炎,膿胸,誤嚥,心不全の合併など)の改善を考えたり,薬剤熱などの可能性を考えなければならない.また,長期間の抗菌薬投与は耐性菌を選択することにつながる.

㉖ ニューモシスチス肺炎(Pneumocystis pneumonia:PCP)の治療にST合剤とペンタミジン(注射)の併用を行ってはならない.

ST合剤とペンタミジンは両薬剤ともニューモシスチス肺炎(PCP)に有効な薬剤であるが,単剤と併用には明らかな有効性の差は見出されていないばかりでなく,致死的な肝障害の頻度が上昇するため,併用は行わない.

㉗ 手洗いをせずに患者のケアをしてはならない.

健康な医療従事者でも手指に多数の常在菌を有している.またMRSA排菌患者のケアの後には,医療従事者の手指に一過性にMRSAが付着する.このように医療従事者の常在菌を患者に感染させたり,他の患者のMRSAを別の患者に伝播させないために

は，1ケア1手洗いを基本にする必要がある．日常の手洗いにおいては，流水と石鹸による手洗いが基本だが，速乾式の手指消毒薬が有効である．

㉘ 消毒薬を過信してはならない．

消毒薬は管理が不適当な場合，薬剤の活性が低下するとともに，環境や医療従事者の常在菌が混入し，消毒薬を介した院内感染が起こる場合がある．期限切れのものは使用せず，正しい濃度で使用する．アルコール綿やポビドンヨード綿球などはなるべくディスポーザブルの製品を使用するなどの注意が必要である．

㉙ バンコマイシンやテイコプラニン(タゴシッド)は，血中濃度を測定せずに漫然と投与してはならない．

抗MRSA薬のバンコマイシンやテイコプラニン(タゴシッド®)は，有効な治療濃度域と副作用の軽減のために薬物血中濃度モニタリング(TDM：Therapeutic Drug Monitoring)を行いながら投与する．

老年病科

❶ 高齢で初回発症の呼吸不全に対して，心不全の検索なしに「気管支喘息」の診断や治療を行ってはならない．

　高齢者で急激に発症する呼吸不全は，急性心筋梗塞などの心不全に起因するものが多く，テオフィリンの投与により病態は増悪し，致死的な経過をとる場合もある．

❷ 難聴を有する高齢者に，アミノグリコシド系抗生物質を投与してはならない．

　アミノグリコシド系抗生物質の副作用には，腎毒性，聴神経障害，神経筋遮断作用がある．第Ⅷ脳神経障害による難聴は非可逆性であり，もともと難聴のある高齢者に使用すべきではない．
　アミノグリコシド系抗生物質を投与する際には，投与前に聴力検査を行い難聴の程度を評価し，投与の是非を検討する．基礎に難聴を有する場合にはアミノグリコシド以外の抗生物質を選択する．

→治療/感染/2/248 頁

❸ 高齢者の脳梗塞の急性期では，降圧療法は行ってはならない．

　高齢者の脳梗塞では，わずかな降圧でも脳内低灌流領域の虚血性変化を助長する可能性がある．また，降圧薬なしでも第 4〜10 病日までに血圧は著しく

自然下降するからである.

収縮期血圧 200 mmHg 程度の高血圧は経過観察が原則である.高血圧症を基礎に有する患者で,収縮期血圧 250 mmHg を超えるような著しい高血圧を呈する場合で降圧薬を投与せざるをえないときにも,過度の降圧を行ってはならない.なお,ニフェジピンの口腔内投与は禁止されている.

❹ 高齢者の髄膜炎の診断に際し,項部硬直を過信じてはならない.

項部硬直は髄膜炎の診断に重要であるが,高齢者では頸部筋の萎縮のため偽陰性になることがある.一方,進行した頸椎症のため偽陽性となることもある.

❺ 高齢者の意識障害の原因疾患を,中枢神経疾患のみと判断してはならない.

高齢者では,全身疾患が精神・神経症状を前景にして発症することが少なくない.意識障害の原因は,① 神経起因性(血管迷走神経反射など),② 脳の一次性障害,③ 薬物・毒物による中毒,④ 全身疾患(糖尿病性昏睡・低血糖などの代謝異常や肝疾患など)の3者に大別することができるが,老年者では ②,③ による頻度が若年者に比べて高いことに留意すべきである.

意識障害で受診した高齢者では,家族からの詳細な病歴聴取により,中枢神経疾患以外の原因の有無

が判断できる可能性が高い．病歴や検査成績と併せ原因を特定し治療を行うことが必要である．

❻ 高齢者の不眠症に，長時間作用型の睡眠薬を第1選択としてはならない．

　ベンゾジアゼピン系製剤ではフルラゼパム，ハロキサゾラム，バルビツール系製剤ではバルビタール，フェノバルビタールは長時間作用型で排泄が遅く，高齢者ではせん妄，記銘力障害，歩行失調，言語障害，転倒などが起こりやすい．

❼ 高齢者に急速に大量の輸液を行ってはならない．

　高齢者では，潜在性の心不全や腎機能障害を有している例が多く，輸液に対する安全域が狭くなっているため，過剰輸液になりやすい．

　高齢者では，輸液速度を遅くし，時間をかけて異常を補正していくのが原則である．ただし，ショックや糖尿病性昏睡においてはこのかぎりではなく，若壮年者と同様の治療を行う．

❽ 高齢者では，1回の血圧測定のみで高血圧症の診断を下してはならない．

　高齢者では，血圧の動揺性が大きいこと，白衣高血圧が高率となることから，1回の血圧測定で高血圧の診断を下すことは危険である(非高血圧者を高血圧症と誤診する可能性がある)．1回の測定では2

回以上読み取り，日を変えて3～4回血圧を測定する必要がある．また，高齢者では降圧薬への反応が過度となる(壮年者よりも降圧効果が強く出る)場合があり，注意を要する．家庭血圧記録を参照して診断や治療を行うことも重要である．

❾ 高齢者の収縮期高血圧に対する降圧療法に際しては，血圧の正常化を急いではならない．

高齢者の収縮期高血圧に対する降圧療法の効果はすでに確立されているが，そもそも収縮期高血圧の病態は動脈壁の硬化を基盤としており，急激な降圧はかえって臓器の血流を低下させる．

降圧薬は少量から投与し，数カ月かけた穏やかな降圧を図るべきである．

❿ 高齢者の上室性頻拍の治療に際し，頸動脈洞マッサージを行ってはならない．

高齢者では，頸動脈の動脈硬化が進行していることが多く，頸動脈洞マッサージは頸動脈壁解離や血栓症の原因となり危険である．

⓫ 高齢者の高血圧の血圧測定は，聴診のみで行ってはならない．

動脈硬化の進行した高齢者では，聴診間隙のため聴診法では血圧が低く測定されることがある．血圧測定に際しては，必ず触診による血圧測定を併用す

べきである．

❿ 高齢者の Basedow 病の治療に，手術療法やアイソトープ療法を第 1 選択としてはならない．

これらの治療法はその後，甲状腺機能低下をきたす危険性が高い．高齢者では抗甲状腺薬による治療を第 1 選択にすべきである．

⓭ 高齢者で脳血管障害を合併している患者では，常用量のテオフィリン(テオドール®)を投与してはならない．

このような患者では，テオフィリンの脳刺激作用が強く働き，痙攣，意識消失，呼吸停止をきたすことがある．

テオフィリンの投与は少量から開始し，血中濃度をモニターしつつ，成人の半分の血中濃度にとどめるべきである．

⓮ 脱水で高熱を伴う高齢者に，非ステロイド性抗炎症薬(NSAIDs)を投与してはならない．

脱水の治療の基本は輸液であり，脱水に伴う発熱にはクーリングで対処する．NSAIDs を投与しても解熱は期待できない．また，高齢者は潜在的に腎機能低下を有しており，これに脱水と NSAIDs の双方が加わることにより，さらに腎に負荷がかかり急性腎不全に陥る危険もある．

⓯ 高齢者の狭心症では，頻回の血圧測定なしにニトログリセリンや亜硝酸薬を投与してはならない．

　高齢者では反射性血圧調節機序の不全，循環血漿量の減少を有することが多く，ニトログリセリンや亜硝酸薬の投与に際して血圧低下を，過剰投与では意識消失をきたす頻度が高い．

　ニトログリセリンの舌下投与に際しては，投与後1時間は血圧の観察が必要である．経口投与に際しては，投与前に血圧をチェックし，血圧降下による症状を十分説明し，血圧下降時には受診するよう指導する．

⓰ 高齢者の甲状腺機能低下症例に，甲状腺薬（レボチロキシン）を常用量から開始してはならない．

　レボチロキシンは心筋の酸素要求量を高めるため，高齢者では狭心症を誘発する危険性がある．

　高齢者に対するレボチロキシン投与は，少量（25 μg）が初回投与量であり，増量も少量（25 μg）ずつが原則である．

⓱ 高齢者では，高用量のジゴキシンを投与してはならない．

　ジゴキシンは分布容積が大きく，その分布は lean body mass に比例するが，高齢者では筋肉量が減少

し，分布容積も減少するため，血中濃度が上昇する．また，ジゴキシンの腎からの排泄率は糸球体濾過量（GFR）に比例するので，生理的腎機能低下を有する高齢者では，この点からも血中濃度が上昇しやすくなる．

高齢者におけるジギタリス投与は低用量から開始し，血中濃度をモニターしつつ行うのが原則である．

⓲ 高齢者では，腎からの排泄率の高い抗不整脈薬（ジソピラミド，シベンゾリン，ピロジカイニドなど）の成人量を投与してはならない．

抗不整脈薬のうち，ジソピラミド，シベンゾリン，ピロジカイニドなどは，腎からの排泄率が高く，生理的腎機能低下を有する高齢者では体内に蓄積され副作用を呈する可能性が高くなる．

ジソピラミド，シベンゾリン，ピロジカイニドなどの投与に際しては，成人量の1/2～2/3程度への減量が必要である．また，ジソピラミドの投与に際しては，抗コリン作用による尿閉にも留意すべきである．

⓳ 高齢者では，Ca拮抗薬の初回投与時に長期処方を行ってはならない．

高齢者では，循環血漿量が減少しており，Ca拮抗薬の初回投与時に過大な降圧作用を呈することがある．

Ca拮抗薬の初回投与時には，可能であれば投与

2～3時間後に血圧測定を行う．外来患者の場合には，比較的短期間で再診を指示し血圧の再測定を行う必要がある．

⓴ 高齢者では，血清クレアチニン値が正常でも腎機能への配慮なしにアンジオテンシン変換酵素(ACE)阻害薬を投与してはならない．

高齢者では生理的な腎機能低下を基礎に有している．ACE阻害薬は，腎障害例では腎機能の増悪や血清K値の上昇をきたすことが多く，高齢者では投与に際してこれらに対する注意が必要である．高齢者にACE阻害薬を投与する際には腎機能，血清K値を定期的に観察する．

㉑ 高齢者には，定期的な心不全のチェックなしにβ遮断薬を投与してはならない．

高齢者に長期にわたってβ遮断薬を使用すると，基礎に心疾患がなくとも心不全をきたす率が高く，これは内因性交感神経刺激作用(ISA)を有する薬剤やβ1選択性薬剤においてもみられる．また，ジルチアゼム(ヘルベッサー®)との併用による心不全や伝導障害，血糖降下薬との併用による低血糖症状をマスクすることにも注意を要する．

β遮断薬は，降圧薬，狭心症治療薬，抗不整脈薬として用いられるが，他剤で代用可能の場合は他剤を用い，本剤を第1選択する場合には定期的な胸部X線撮影下に管理する．

㉒ 高齢糖尿病患者に，定期的な血清乳酸値の測定なしにビグアナイド薬を投与してはならない．

高齢者ではビグアナイド薬による乳酸アシドーシスの危険性が高く，場合によっては致死的な経過をとるためである．

ビグアナイド薬のなかでも，メトホルミンは壮年者では乳酸アシドーシスの危険はないとされ，近年使用頻度が高まっている．しかし高齢者，特に腎症合併例では血清乳酸値の上昇がみられる例があり，定期的な乳酸の測定下に投与すべきである．

→治療/代内/30/218 頁

㉓ 高齢者では，ワルファリンの常用量を初期投与してはならない．

高齢者では，ワルファリンの排泄が遅延しており，血中濃度が上昇し，効果が増強する可能性が高く，個人差も大きい．

初回投与量を少なめとし，頻回にプロトロンビン時間やトロンボテストを行いつつ徐々に治療域に近づけ，至適投与量を決定すべきである．なお，本邦におけるワルファリン投与中の高齢者の PT-INR 推奨値は 1.6〜2.6 である．

場合は入院下での管理や精神神経科の専門医の併診などを考慮すべきである.

㉔ 高齢者では,消炎鎮痛薬としてアザプロパゾ(リ)ン,ナプロキセン(ナイキサン®),サリチル酸を第1選択としてはならない.

アザプロパゾ(リ)ン,ナプロキサンは,半減期が長く,サリチル酸は容量反応性で半減期が決まるため,いずれも高齢者では血中濃度が上昇する可能性が高い.半減期の短い他剤を第1選択とすべきである.

㉕ 高齢者の心不全患者では,ループ利尿薬などで急激に大量の利尿をつけさせてはならない.

自律神経機能障害を基礎に有することの多い高齢者では,急激な利尿に伴う循環血液量の減少によりショックを呈する危険がある.また,利尿による血液濃縮で血栓形成を促進させ,脳血栓塞栓症などを起こす危険性も考えられる.

利尿薬の経静脈的投与に際しては,血圧の観察下に行うことを原則とする.

→治療/循内/29/129頁

㉖ レビー小体型認知症に抗精神病薬を投与してはならない.

レビー小体型認知症の特徴の一つに抗精神病薬に対すにる感受性の亢進がある.抗精神病薬投与により症状が増悪する可能性もあるため,投与が必要な

一般外科

❶ 乳児痔瘻患者に,括約筋に損傷を与えるような根治術をただちに施行してはならない.

　男児に好発する乳児痔瘻は,成人痔瘻とは異なり,対症療法と経過観察のみで満1歳ごろまでに自然治癒することが多い.括約筋損傷による排便機能障害となる可能性もあり,肛門周囲膿瘍には切開排膿で,自然治癒しない場合でも陰窩切開術で対処する.

❷ 気管切開の際,第1気管輪を切開部位としてはならない.

　第1気管輪は輪状軟骨の直下にあり,その部位で気管切開すると細菌感染が合併した場合,輪状軟骨へ波及し,軟骨周囲炎を起こすことがあり,禁忌である.第2気管輪以下で行うことが一般的であり,甲状腺下方で気管切開を行うことにより,視野を得やすくなる.

　気管を切開できる状態までは電気メスを使用してもよいが,切開の際は電気メスを用いることは危険である.

❸ 絞扼性イレウスの患者を,鎮痛薬のみで経過観察してはならない.

　腸管の軸捻転およびヘルニア(外鼠径ヘルニア,閉鎖孔ヘルニアなど内ヘルニア)や索状物への嵌頓は,腸管の循環障害を合併し絞扼性イレウスとなり,急

激で強い腹痛とイレウス症状を呈する．減圧チューブなどによる保存的治療は無効で，絞扼解除など緊急手術の適応となる．

❹ 奇異呼吸を経過観察してはならない．

胸部外傷において，複数の肋骨が連続して4カ所以上にわたり骨折すると，胸郭より遊離し一塊となって胸腔内圧に従って浮動する．(Frail Chest)これにより換気量が著しく減少する．また，骨折による疼痛も加わって，喀痰の排出が困難となり，分泌物も貯留し呼吸障害は進行する．気管内挿管による十分な呼吸管理が必要である．

❺ 緊張性気胸を経過観察してはならない．

肺や気管の損傷が心臓や大血管を転位させ，循環障害を起こさせるとともに，健側肺も圧迫し呼吸障害も加わる．特に，人工呼吸器により陽圧呼吸を行っているときには，単純な気道系の損傷によっても緊張性気胸へと容易に発展し，この場合，肺は完全には虚脱せず呼吸音が聴取されることがあり，注意が必要である．早急に胸腔内持続ドレナージを行わなければならない．

→治療/呼内/1/125頁

❻ 水酸化ナトリウムの誤飲では，催吐を行ってはならない．

強アルカリ剤である水酸化ナトリウムは，消化管

壁を腐食させる作用があり，催吐による胃壁の強制運動や内圧の上昇によって，穿孔や誤嚥をきたすおそれがあり禁忌である．牛乳などの中和剤を投与し，経過を観察するのが第1選択である．

❼ 甲状腺中毒症を呈する疾患を，すべて Basedow 病と診断してはならない．

甲状腺中毒症をきたす疾患のなかで最も頻度が高い疾患は Basedow 病であるが，その鑑別すべき疾患のなかでも頻度の高い疾患は，無痛性甲状腺炎などである．両疾患は治療方針が異なるため鑑別が重要である．

既往症（慢性甲状腺炎，出産，手術感染など）を確認する．

❽ 熱傷による四肢や指趾の循環障害を，長時間放置してはならない．

高度熱傷により皮膚の伸展性が障害されたところに間質の浮腫が加わると，内圧が亢進し中小の動脈を圧迫し，その末梢の循環不全を起こす．特に四肢の全周性の熱傷の場合には末梢の循環状態に注意を払い，循環不全が進行性であれば減張切開を行う．O_2の投与や，末梢循環を保つことができる血圧を維持する．

❾ 汎発性腹膜炎の患者に，保存的治療を継続してはならない．

汎発性腹膜炎の状態を呈する原疾患はさまざまであるが，汎発性腹膜炎の状態となれば，全身状態は徐々に悪化する．抗菌薬の投与と全身管理については，全身状態などによって，それぞれ考慮すべきである．原則的に緊急手術の適応であり，原疾患に対する治療とドレナージを施行する．

❿ 腔内貯留液を確認せずに，腹腔穿刺を行ってはならない．

鼓腸患者，肥満者，妊婦，開腹手術の既往例に対し，腹腔穿刺は注意して行うべきである．癒着や臓器偏位により，消化管誤刺などの合併症を引き起こす可能性があり，超音波や CT により確認しつつ穿刺すべきである．

⓫ 排便・排ガスを促すことを目的とした浣腸は，急性化膿性腹膜炎，妊娠後期や流産の可能性のある者，下部消化管吻合術直後の患者に行ってはならない．

浣腸の刺激により，それぞれの症状が急速に悪化したり（腹膜炎の増悪，流産），あるいは縫合不全を起こすことがある．

⑫ 甲状腺機能亢進症患者に対し，無治療のまま手術を行ってはならない．

甲状腺クリーゼを引き起こす可能性がある．甲状腺機能を正常化させてから手術を行うことが大切である．

⑬ 甲状腺癌手術後，急激な血中 Ca の低下を生じさせてはならない．

テタニーは，甲状腺癌に対する甲状腺全摘のみならず，甲状腺葉切除の場合でも，術中の両側副甲状腺周囲静脈の結紮によって発症することがある．血中 Ca 値の測定を行い，適時，カルシウムを補充する．

⑭ 気道狭窄を伴う甲状腺腫瘍に，安易に外照射を行ってはならない．

照射による浮腫のため，気道閉塞に陥り窒息することがある．気道確保(気管切開)してから外照射を開始する．

⑮ 乳房の発赤を伴う腫脹をすべて急性化膿性乳腺炎と診断してはならない．

炎症性乳癌は急性化膿性乳腺炎と同じく，乳房皮膚の発赤を伴う腫脹を主訴とするが，皮下リンパ管の腫瘍塞栓に伴う皮膚の浮腫所見(peau d'orange)が特徴的で，局所の熱感や疼痛，あるいは全身の熱発

を伴うことはまれであることなどから，急性化膿性乳腺炎と鑑別される．しかしながら，鑑別が困難な例もあり，また炎症性乳癌の予後は不良であるので，生検などによる確定診断を早急に得る必要がある．穿刺し膿瘍の場合，細菌学的検査，腫瘍の場合，細胞学的検査を行う．

乳癌の診断がつき次第に手術となるが，炎症性乳癌は高度進行性の癌であるので，化学療法を術前に行う事もある

⓰ 乳頭の湿性びらんを，すべて湿疹と診断してはならない．

乳頭の漿液血性分泌を伴う湿性のびらんを呈する疾患には乳頭・乳輪の湿疹のほかに Paget 病があるので，擦過細胞診や生検により確定診断を行う必要がある．

⓱ 乳癌患側上肢へ点滴注射を行ってはならない．

乳癌手術後の患側上肢のリンパ浮腫は，リンパ系の灌流障害により，発症するが，患側上肢への注射も発生要因となりうる．一度発生すると治療に難渋することがあり，患側への点滴注射のみならず筋肉注射，皮下も避けるべきである．

⓲ 男子の乳房腫瘤を，すべて女性化乳房であると診断してはならない．

男子で乳房に腫瘤を呈する疾患には『女性化乳房』があるが，他に鑑別しなければならない疾患として男子乳癌がある．特に片側性の腫瘍では，必ず超音波検査，穿刺細胞診などを行うべきである．によって確認する必要がある．

⓳ 乳癌と診断された場合，すべての患者に乳房切除手術を施行してはならない．

乳癌の手術は，乳癌患者のもつ背景因子や癌の大きさや局在部位，進行度，さらには担当している外科医の考え方などに従ってさまざまに行われているが，乳腺治療ガイドラインに従って，治療方針を決めるべきで，患者に説明もせず乳房を切除すべきではない．

⓴ 定期的な白血球検査なしに，抗甲状腺薬を投与してはならない．

抗甲状腺薬の重篤な副作用として，無顆粒球症がある．さらに重篤な場合，敗血症に陥る．定期的な診察と血液検査を行うことを忘れてはいけない．

㉑ 乳癌に対するホルモン療法中の患者に，卵巣機能補充療法を行ってはならない．

乳癌術後のホルモン療法の多くは，エストロゲン

に対する治療である．一方，更年期障害のホルモン補充療法（HRT）には，エストロゲンを中心とした女性ホルモンが投与され，乳癌のホルモン治療目的に反することから禁忌とされる．また逆に，エストロゲン投与の禁忌としてエストロゲン依存性腫瘍である乳癌があげられている．

❷❷ 血栓症を起こすおそれの高い患者に，メドロキシプロゲステロン（プロベラ®，ヒスロン®）を投与してはならない．

　メドロキシプロゲステロンは合成黄体ホルモン薬であり，抗腫瘍効果を発揮すると考えられている．副作用として血栓症による死亡例が報告されているため，低頻度ではあるが，特に血栓症の既往のある症例には注意すべきである．血栓症を起こす可能性のある術後1週間以内の患者，脳梗塞，心筋梗塞，血栓性静脈炎などの血栓性疾患を有する患者や，心臓弁膜症，心房細動，心内膜炎，重篤な心不全などの心疾患を有する患者での使用には慎重を期すべきである．

❷❸ LH-PH誘導体初回投与初期の骨痛を病状の進行ととらえてはならない．

　高活性LH-PH誘導体は，その作用機序から，下垂体-性腺系刺激作用により一過性に血清エストロゲンの上昇を伴う．この際，骨痛を生じることがある．その後，LH-PH受容体のdown-regulationにと

もない黄体化ホルモン（LH），卵胞刺激ホルモン（FSH）分泌抑制からエストロゲンの分泌抑制作用が生じる．

㉔ 胸部単純 X 線写真上で明らかでかつ臨床症状のある間質性肺炎または肺線維症のある患者には，ゲムシタビン（ジェムザール®）を投与してはならない．

間質性肺炎，またはその既往，肺線維症またはその既往のある場合は，慎重を期すべきである．

㉕ 感染症を合併している患者には，ドセタキセル（DTX）を安易に投与してはならない．

感染症を合併している患者，もしくは発熱を有し感染症の疑われる患者には，慎重を期すべきである．

㉖ 感染症を合併している患者には，パクリタキセル（PTX）を安易に投与してはならない．

感染症を合併している患者，もしくは発熱を有し感染症の疑われる患者には，慎重を期すべきである．

㉗ ナベルビンは，肺癌，再発進行乳癌が適応であるが，髄腔内へ投与してはならない．

静脈内注射のみに使用し，髄腔内には投与しないこと．海外で誤ってビンカアルカロイド系薬剤を髄腔内に投与し，死亡したとの報告がある．

㉘ 心機能異常のある患者には，ドキソルビシンを安易に投与してはならない．

心機能異常，またはその既往歴のある患者には，心筋障害が現れることがあるので，慎重を期すべきである．

㉙ 妊婦または妊娠している可能性のある場合には，ゾラデックス，リュープリン，タモキシフェンを投与してはならない．

妊娠していないことを確認する必要がある，また，授乳中の患者についても投与してはならない．

㉚ 重篤な心障害のある患者や心不全症状のある患者には，トラスツズマブ(ハーセプチン®)を安易に投与してはならない．

トラスツズマブ(ハーセプチン®)投与により，重篤な心障害をきたすことがあるので，本剤の投与開始時には患者の心機能を確認する必要がある．投与中も，随時，心機能を検査すべきである．重篤な infusion reaction が起きる可能性もあるので，投与開始後，30分間は，しっかりと監視下に置く必要がある．

㉛ 齲歯がある場合，齲歯の治療前にビスホスホネートを用いてはならない．

癌の骨転移の治療で必要な薬であるが，顎骨壊死を合併することがある．また投与中は，常に口腔内

を清浄に保つことを患者によく説明すべきである．

㉜ 妊娠期乳癌に対して化学療法は行ってはならない．

妊娠前期(〜4 カ月)での化学療法は，自然流産，胎児死亡，先天性異常のリスクが高く，使用すべきでないが，妊娠中期(5〜7 カ月)，および妊娠後期(8〜10 カ月)での化学療法については，長期の安全性が確立されているとは言えないものの，必要と判断される場合でも，慎重に使用すべきである．

脳神経外科

❶ CT上,低吸収域を呈する急性期脳塞栓症に,血栓溶解療法を行ってはならない.

脳梗塞がすでに完成してしまった段階で,ウロキナーゼやt-PA (tissue plasminogen activator)を用いて血栓を溶解すると,出血性梗塞などの重篤な合併症を起こす危険がある.

❷ 高血圧性脳内血腫の初期治療で,高血圧を放置してはならない.

初期治療で最も重要な処置は,正常血圧を維持することであり,これは再出血を予防するうえで重要である.降圧薬を投与する.

❸ 意識障害患者の抑制を解除したままベッドサイドを離れてはならない.

診察や処置のため抑制を解除する必要は,日常よく遭遇する.抑制を解除したままベッドサイドを離れると,患者がベッドから転落したり,患者に点滴や挿管またはドレーン類を自己抜去される危険がある.これらのことにより患者の生命に重大な危険が及んだ場合,医療訴訟の対象となる.

もし抑制を解除したままベッドサイドを離れる場合には,代わりの看護師を呼んで患者を観察してもらう.

❹ 頭蓋内圧亢進症での呼吸管理では, 動脈血二酸化炭素分圧($PaCO_2$)の上昇や動脈血酸素分圧(PaO_2)の低下をきたしてはならない.

$PaCO_2$の上昇やPaO_2の低下は, 脳循環の自動調節能に影響を与える. 頭蓋内圧亢進時には, $PaCO_2$の上昇は絶対に避けなければならない. 各種モニターや血液ガスの測定により, 呼吸状態を把握する.

❺ 髄腔内に, ペニシリン系抗生物質を投与してはならない.

その他の系統の抗生物質でも, 髄腔内投与が承認されているものは少ない. よって抗生物質を髄腔内投与する場合には, 用法と投与量を十分に確認する必要がある. ペニシリン系抗生物質には痙攣誘発作用のあることが知られており, 髄腔内投与は禁忌である.

❻ 抗利尿ホルモン分泌異常症候群(SIADH)の治療には, カルバマゼピン(テグレトール®)を投与してはならない.

SIADHは, 低Na血症, 低浸透圧血症があるにもかかわらず, 不適切な抗利尿ホルモン(ADH)分泌が持続する状態であり, この原因薬物としてカルバマゼピン, シクロホスファミド(エンドキサン®), ビンクリスチン(オンコビン®), ブレオマイシン(ブレオ®)などがある.

❼ 脳血管障害患者の低 Na 血症を急速補正してはならない.

橋中心髄鞘崩壊(central pontine myelinolysis)は,低 Na 血症に対する急速 Na 補正が一因との報告がある.本疾患は橋を中心とした脳幹部に脱髄が出現し,仮性球麻痺や四肢麻痺をきたす.

Na 補正は 10 mEq/l/日までとし,血清 Na 値が 125 mEq/l を上回ったときより緩徐な補正にとどめる.

→治療/腎内/2/156 頁,治療/神内/4/169 頁,治療/代内/3/210 頁,治療/消外/9/318 頁,治療/救急/1/475 頁

❽ 脳梗塞の初期治療では,降圧療法を施行してはならない.

脳梗塞では降圧療法は原則的に禁忌であり,特に急性期の脳主幹動脈閉塞例では,安易に血圧を下げてはならない.降圧療法を必要とする例は,左室不全などの心血管系の合併症があるとき,出血性梗塞例などである.

→治療/神内/12/174 頁

❾ 洞性徐脈や高度な刺激伝導障害のある患者に,フェニトイン(アレビアチン®)を投与してはならない.

心停止をきたしやすい.